Anatomische Präparierübungen

Von

Hans Virchow

II. Curs

Mit 13 Figuren

Berlin und Leipzig 1924

Walter de Gruyter & Co.

vormals G. J. Göschen'sche Verlagshandlung — J. Guttentag, Verlagsbuchhandlung — Georg Reimer — Karl J. Trübner — Veit & Comp.

Druck von Walter de Gruyter & Co., Berlin W. 10

Inhalt.

Vorbemerkung und Einleitung, die dem I. Kurs vorgedruckt sind, gelten in allen Punkten auch für diesen II. Kurs und mögen beim I. nachgelesen werden. Es sei nur noch besonders wieder betont, daß Vollständigkeit und guter Zustand des Arbeitsgerätes von größter Wichtigkeit ist; der Präparant kann an seiner Arbeit nicht die richtige Freude haben, wenn die Messer stumpf, und wenn Instrumente, die notwendig gebraucht werden, nicht zur Hand sind. Einiges wird im II. Kurs öfter verwendet wie im I.: Meißel, Sonden, Tubulus; auch an die Hohlsonde sei wieder erinnert.

Die gute Vorbereitung auf die jedesmalige Tagesarbeit ist, entsprechend der größeren Schwierigkeit der Aufgaben, noch wichtiger wie im I. Kurs. Der Präparant wird am schnellsten zum Ziele kommen, wenn er die Anleitung und das Lehrbuch nebeneinander benutzt, d. h. wenn er in der Anleitung durchliest, was er für die nächste Aufgabe braucht und dies alles im Lehrbuch aufsucht.

Obere Rumpfhälfte. (17 Abgaben.)

A. Hals und Brustgegend.

1. Abgabe: Oberflächliche Lage von Hals und Brust; Achselhöhle.

Dies ist eine große Abgabe, bei der sehr viel zu präparieren und zu lernen ist, so daß es den Präparanten manchmal etwas viel wird.

Äußere Orientierung (Besichtigung, Betastung): Oberer Rand des Sternum, Clavicula, Artic. sternoclavic., Artic. acromioclavicul., Rand des Unterkiefers, Ang. mandibulae, Proc. mastoides, Os hyoides, Incis. thyreoidea, Cart. cricoidea, Querfortsatz des Atlas, vorderer und hinterer Rand des Sternocleidomastoideus, V. jugul. ext., Angulus sterni, unterer Rand des Corpus sterni, Proc. corac., Rippen abzählen! Lage der Brustwarze, Achselhaare.

Auf der einen Seite wird mit dem Hals, auf der anderen mit der Brustgegend angefangen. – Hautschnitte für Hals (die Hautschnitte für Brust werden bei den einzelnen Stellen angegeben): 1. am oberen Rande des Sternum und auf der Clavicula; der Schnitt muß an der lateralen Seite nach oben biegen, weil sowohl der hintere Rand des Platysma wie die hinteren Nervi supraclaviculares in dieser Richtung ausstrahlen; 2. in Mittellinie des Halses vom Manubrium sterni bis zum Kinn; 3. am Kieferrande vom Kinn bis zum Kieferwinkel (nicht aufs Gesicht

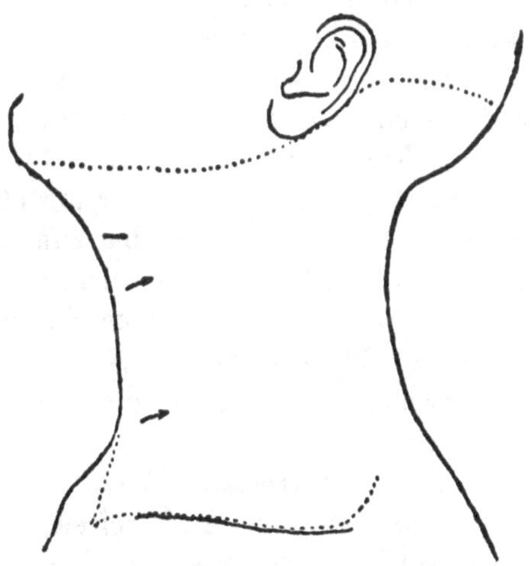

Fig. 1.

übergreifen!), dann unter dem Ohr zum Processus mastoideus und hinter dem Ohr ansteigend bis zur oberen Nackenlinie und auf dieser rückwärts bis zum halben Abstand zwischen Ohr und hinterer Medianlinie.

A. *Hals.*

a) *Platysma* wie bei der Muskelpräparation (s. dort), hinter demselben N. auricularis magnus und occipitalis minor.

b) Durchschneidung des Platysma in halber Höhe (äußerste Vorsicht! nur Muskel, nicht Fascia superfic.; in der Fascie liegen die oberflächlichen Nerven und V. jugul. ext.): Nerv. cut. colli medius, inf., Ramus colli des Facialis, Nn. supraclavic., N. accessorius, V. jugul. ext., facialis ant., post., communis, zuweilen N. marginalis mandibulae, manchmal V. jugul. ant.

B. *Brustgegend.*

a) *Trigonum deltoideo-pectorale.*

Hautschnitte: 1. auf der Clavicula; 2. am Rande des Deltoides bis dicht an die Achselhöhle.

Unteres Ende des Platysma, Ausläufer der Nn. supraclavic., Fascia superfic., V. cephal. zwischen Pectoralis und Deltoides, Verfolgung derselben nach oben, Ramus deltoideus und Ramus acromialis der A. thoraco-acrom. Die Fascia clavipector. soll nicht zerstört werden.

b) *Aa. mammariae externae* und vordere perforierende Zweige der *Intercostalnerven.*

Hautschnitte: 1. in Mittellinie vom oberen Rande des Manubrium sterni bis zum unteren Rande des Corpus sterni; 2. Horizontalschnitt in Höhe des unteren Randes des Corpus sterni vier Finger breit von der Mitte nach der Seite.

Die Haut wird zurückgelegt, die Arterien und die Nerven, von denen letztere sehr fein sind, im Fettpolster aufgesucht.

c) *Brustdrüse in situ* (nur an weiblichen Leichen).

Hautschnitte: 1. der Horizontalschnitt in Höhe des unteren Endes des Sternum wird bis zum Latissimus dorsi verlängert; 2. der Warzenhof wird mit einem ringförmigen Schnitt umgeben.

Die Haut wird zurückgeschlagen, während der Warzenhof stehen bleibt, die äußere Fläche der Mamma wird von dem Fettgewebe befreit und die Arterien zu derselben werden präpariert.

d) *Regio infra-clavicularis.* — Der obere Teil des Pectoralis major wird von der Fascie befreit, dann einen Finger breit unterhalb der Clavicula parallel mit dieser durchschnitten mit Schonung des tiefen Blattes der oberflächlichen Fascia pectoralis; Nn.

thoracici ant. und A. thoracica suprema in dem keilförmigen Raume zwischen tiefem Blatt der Fascia superficialis und Fascia clavipectoralis präpariert, die Fascia clavipectoralis geschont.

e) *Achselhöhle.*

Hautschnitt: am Ausgange der Achselhöhle vom Rande des Pectoralis major zu dem des Latissimus dorsi (nicht weiter dorsal). Dieser Schnitt muß ganz oberflächlich gemacht werden.

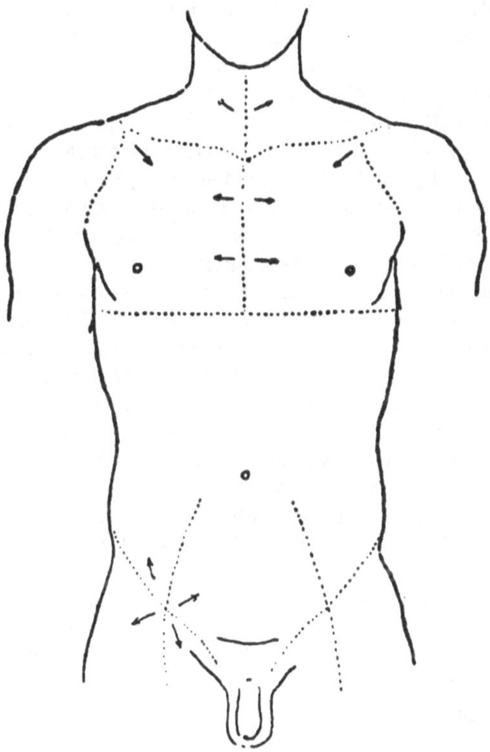

Fig. 2.

Beim Zurücklegen der Haut werden die Schweißdrüsen der Achselhöhle an der Haut gelassen. Man suche dann zuerst den N. intercosto-humeralis (intercosto-brachialis) am hinteren Rande der Achselhöhle, dann die Rami laterales Nn. intercost., dann die Lymphknoten und die zu ihnen gehenden Arterien, dann sämtliche Nerven und Gefäße. Dabei wird der Arm unter rechtem Winkel zum Rumpf gelegt und supinatorisch gedreht; will man in die Tiefe der Achselhöhle eindringen, so muß man den Arm zugleich erheben, um den Pectoralis major zu erschlaffen.

Sind die Lymphknoten präpariert und studiert, so werden sie, soweit sie im Wege sind, entfernt. Man vergesse nicht A. circumflexa hum. ant. und post., N. axill. und Säuberung der viereckigen und dreieckigen Achsellücke.

Bemerkungen zur 1. Abgabe. — V. jugul. ext. geht normalerweise vom unteren Rande der Parotis senkrecht an der lateralen Fläche des Sternocleidomastoideus abwärts, variert, kann fehlen, doppelt sein, durch V. jugularis ant. ersetzt sein. — Der N. margin. mandib. kann in einem abwärts gerichteten Bogen den hinteren Abschnitt des Kieferrandes überschreiten und dadurch an den Hals kommen; er geht an der Außenseite der V. facialis ant. und A. maxill. ext. vorbei. — Die V. cephalica liegt schon im Sulcus deltoideo-pector. nicht mehr an der Oberfläche, ist bei schwächlichen und besonders bei alten Leuten oft außerordentlich dünn. — Die A. thoracoacrom. und thoracica suprema kommen stets aus einem Stämmchen. — Die Fascia clavipectoralis ist kräftig auf dem M. subclavius, wo sie das Lig. coraco-clavic. ant. bildet, aber schwach in dem Zwischenraum zwischen Subclavius und Pectoralis minor. — Von den Aa. mammariae ext. ist gewöhnlich nur eine kräftiger. — Die Achselschweißdrüsen nehmen ein talergroßes Feld ein, sind bräunlich und haben die Größe von Sandkörnchen. — Die Achselhöhle ist eine vierseitige Pyramide, deren Basis durch die Fascia axill. gebildet wird, und deren abgestutzte Spitze in Höhe der Clavicula liegt. An der vorderen Wand findet sich M. pector. major, pector. minor und subclavius, an der medialen Wand die vom M. serratus ant. überzogene Thoraxwand, an der lateralen Wand der M. coracobrach. und der kurze Bicepskopf, an der hinteren Wand M. subscapularis, latissimus dorsi und teres major. — A. thoracica longa und N. thoracicus lat. liegen nicht zusammen, sondern die Arterie weiter vorn, der Nerv weiter hinten; zuweilen entspringt die Arterie mehr distal aus der Axillaris und zieht dann durch das Fett der Achselhöhle hindurch. — Ausnahmsweise kommt eine unbenannte Arterie vor, welche aus dem Ende der Axillaris entspringt und am Rande des Pector. major zur Mamma verläuft. — A. subscapul. und circumflexa hum. post. sind zuweilen in einem Stamm vereinigt. — Gelegentlich entspringt die Arteria profunda brachii aus der circumflexa hum. post., aber auch umgekehrt die circumflexa hum. post. aus der profunda.

2. Abgabe: Hals- und Brustgegend tief.

a) *Regio submaxillaris*: Außenfläche der Glandula submandibularis, N. marginalis mandibulae, V. facialis ant., A. maxill. ext., Nodi lymph. submandibulares, A., V. submentalis, N. mylohyoideus, vorderer Bauch des Digastricus, M. mylohyoideus; weitere Präparation der Glandula submand. mit Erhaltung des Ausführungsganges, V. lingualis, N. hypoglossus, N. lingualis am hinteren Rande des Mylohyoideus ganz oben am Knochen, M. hyoglossus, stylohyoideus.

b) *Trigonum caroticum*: Ram. descendens hypoglossi, V. fac. post., communis, N. thyreohyoideus, Ram. int. des Laryngeus sup., desselben Ram. externus, Vagus, Accessorius, Grenzstrang des Sympathicus, A. lingualis, Ram. hyoideus derselben, thyreoidea sup., laryngea, occipitalis, sternocleidomastoidea, pharyngea ascendens, cervicale Lymphkoten. V. jug. int., Carotis communis, externa, interna; M. sternocleidomastoideus, oberer Bauch des Omohyoideus.

c) *Regio infrahyoidea mediana*: M. sternohyoideus (*bis unten hin*!) präpariert, dann in der Mitte durchschnitten und nach oben und unten zurückgeschlagen, M. sternothyreoideus, thyreohyoideus, cricohyoideus präpariert, sternothyreoideus in der Mitte durchschnitten und nach oben und unten zurückgeschlagen; Glandula thyreoidea, Arterien und Venen derselben; N. laryngeus inferior, Trachea.

d) *Regio supraclavicularis*: V. jugul. ext., A. cervic. superfic.. transv. scapulae, transversa colli; subclavia am lateralen Rande des Scalenus ant., medial und abwärts vom Plexus brachialis, N. phrenicus, Plexus brachialis, Rand des Trapezius, unterer Bauch des Omohyoideus, M. scalenus ant., levator scapulae.

e) Weitere Präparation der *Achselhöhle*: Durchschneidung des Pectoralis major, Säuberung der Nerven und Gefäße; Durchschneidung des Pectoralis minor, letzte Säuberung der Nerven und Gefäße.

Bemerkungen zur 2. Abgabe. — Der N. mylohyoideus liegt unterhalb der A. und V. submentalis. — Der Ausführungsgang der Glandula submandibularis ist am hinteren Rande des M. mylohyoideus aufzusuchen. — Die V. lingualis liegt mit dem N. hypoglossus zusammen und ist von der A. lingualis durch den M. hyoglossus getrennt. — Die A. lingualis entspringt in Höhe des großen Zungenbeinhorns; die A. thyreoidea sup. in Höhe des oberen Randes des Schildknorpels; die A. sternocleidomastoidea kommt entweder aus der Occipitalis oder entspringt selbständig. — Der N. accesorius ist zuweilen vor seinem Eintritt in den Sternocleidomastoideus von Lymphknoten eingehüllt. — Der Ram. descendens hypoglossi liegt auf der vorderen Seite der Scheide der Halsgefäße; die Ansa hypoglossi, welche durch Verbindung desselben mit dem N. cervicalis descendens aus dem 2. Cervicalnerven entsteht, liegt da, wo der Omohyoideus die V. jugul. int. kreuzt, bedeckt durch den Sternocleidomastoideus. — Die A. transversa scapulae ist zuweilen mit der cervicalis superficialis und diese zuweilen mit der transversa colli verbunden. — Die A. subclavia liegt in der Regio supraclavic. an der lateralen Seite des Scalenus ant., medial und nach unten vom Plexus brachialis. — Der N. suprascapularis ist der höchste Nerv aus dem Plexus brachialis.

3. Abgabe: Letzte Präparation von Hals- und Brustgegend.

Vorbereitung. — Das Caput sternale des M. sternocleidomastoideus wird drei Finger oberhalb des Sternum durchschnitten, das Caput claviculare bleibt undurchschnitten. Der M. subclavius wird von der Clavicula abgeschält mit Ausnahme des lateralen Endes, das mit ihr in Verbindung bleibt. Die Clavicula wird am Sternum exartikuliert, wobei sorgfältig darauf zu achten ist, daß man mit dem Messer nicht zu tief sticht (unmittelbar hinter dem Gelenk liegt der M. sternohyoideus, hinter diesem der sternothyroideus, hinter diesem die V. anonyma). Die Clavicula wird einen Finger breit medial vom Rande des M. deltoideus durchsägt und bleibt am Sternocleidomastoideus hängen.

Bei der Präparation handelt es sich hauptsächlich um den Inhalt des *tiefen Halsdreieckes*; es muß sehr vorsichtig präpariert werden, um die *Pleura nicht zu verletzen.* Auf der linken Seite wird *zuerst der Ductus thoracicus* bei seiner Einmündung in den Angulus venosus aufgesucht. Die V. subclavia und V. jugul. int. werden durchschnitten und gegen den Thoraxeingang zurückgelegt. Zu präparieren: N. laryngeus inf., Grenzstrang des Sympathicus, Phrenicus, Vagus, Plexus brachialis, A. vertebralis, thyreoidea inf., cervicalis ascendens, transversa scapulae, transversa colli, mammaria inf., Venen ebenso; Mm. scalenus ant. und med.; Trachea, Oesophagus, Pleurakuppel ev. tiefe Lymphknoten.

Bemerkungen zur dritten Abgabe. Das tiefe Halsdreieck ist begrenzt: medial durch den lateralen Rand des Longus colli, lateral durch den medialen Rand des Scalenus ant., unten durch den oberen Rand der 1. Rippe. — Der Ductus thoracicus tritt in den Angulus venosus ein, jedoch von oben her, indem er mit dem Ende einen Bogen beschreibt, sogar mehr nach der Vorderseite hin, so daß man ihn leicht wegschneidet, ohne an ihn zu denken; dazu kommt, daß an der Leiche fast immer Blut in sein Mündungsstück eingedrungen ist, so daß man ihn für eine Vene hält. — Der N. laryngeus recurrens liegt seitlich vom Oesophagus. Bei der Kreuzung mit der Arteria thyreoidea inf. liegt er entweder vor dieser oder hinter ihr oder geht auch durch eine Arteriengabel, so daß er bei der Präparation der Arterie gefährdet ist. — Das mittlere Halsganglion des Sympathicus liegt an der Stelle, wo der Grenzstrang von der A. thyreoidea gekreuzt wird oder oberhalb davon, das untere Halsganglion oberhalb der Subclavia; unterhalb desselben bildet der Grenzstrang die Ansa vieussenii; er anastomisiert mit dem Laryngeus inf. — Der N. phrenicus, nachdem er den medialen Rand des M. scalenus ant. überschritten hat, kreuzt sich mit der A. mammaria inf. und geht dabei meist vor dieser vorbei, zuweilen aber auch hinter ihr; zuweilen tritt an ihn an der Brustapertur ein laterales aus dem 5. Cervicalnerven stammendes Bündel, welches sich um die V. subclavia herumschlägt. — Die A. vertebralis ist ein starkes Gefäß, welches als erster der Äste der Subclavia am medialen Rande des tiefen Halsdreieckes entspringt und in den Querfortsatz des 6. Halswirbels eintritt; es kommt jedoch auch vor, daß sie in den 5. Halswirbel geht. Die V. vertebralis ist sehr stark. — Zuweilen kommen tiefe cervicale Lymphknoten im tiefen Halsdreieck vor; sie quetschen sich zwischen die Gefäße und Nerven hinein, können auch mit der Pleura verwachsen und durch diese hindurch von der adhärenten Lungenspitze aus infiziert (geschwärzt) sein.

B. Arm injiziert.

1. Abgabe: Schultergegend.

a) Art. transversa scapulae und N. suprascapul.

b) N. intercostobrach., later. und med. V. brach. und Vereinigung derselben zur V. axillaris, A. axill., Äste derselben; die drei Nervenstränge der Achselhöhle und die von ihnen ausgehenden Nerven; N. subscapul. Muskelstümpfe und Schulterblattmuskeln: Pect. major, minor, Latissimus dorsi, Serratus ant., Omohyoideus, Rhomboidei, Lev. scapulae, Trapezius, Supraspin., Infraspin., Teres min., major.

c) Deltoideus, Hautast des N axillaris. Dreieckige Achsellücke, viereckige Achsellücke.

d) Durchschneidung des M. supraspin., um A. transv. scap. und N. suprascapul. zu verfolgen; Durchschneidung des M. infraspin., um A. circumfl. scapulae zu verfolgen und ihre Anastomose mit A. transversa zu finden (Anweisung).

Bemerkungen zur ersten Abgabe. — Der Hautast des N. axill. tritt am hinteren Rande des Deltoideus, näher dem unteren Ende des Muskels, durch die Fascie und läuft, was für die nächste Abgabe in Betracht kommt, bis gegen den Ellbogen. — Von der A. circumfl. hum. post. scheint es zuweilen, daß sie fehle; sie entspringt dann aus der A. prof. brachii. Umgekehrt kommt es auch vor, daß die prof. aus der circumfl. post. kommt. — Nicht selten fehlt die Anastomose zwischen Transv. scap. und Circumfl. scap.

2. Abgabe: Hautnerven und Hautvenen an Oberarm, Vorderarm und Hand.

a) Hautnerven, Hautvenen, Fascie am *Oberarm*. — *Hautschnitte*: 1. ringförmiger Schnitt in Höhe der Ellbogenbeuge; 2. Längsschnitt auf dem Biceps (Vorsicht: nur Haut!). Wer gut präparieren will, säubert die Nerven und Gefäße, hebt sie aber nicht von der Fascie ab.

b) Hautnerven, Hautvenen, Faszie am *Vorderarm*. — *Hautschnitte*: 1. ringförmiger Schnitt am Handgelenk, Längsschnitt in der Mitte der Vorderseite (Vorsicht: nur Haut!).

c) *Aponeur. palm.*, *M. palm. brevis*. — *Hautschnitte*: wie bei der Muskelpräparation (siehe dort). — Ram. palm. des Medianus uud des Ulnaris.

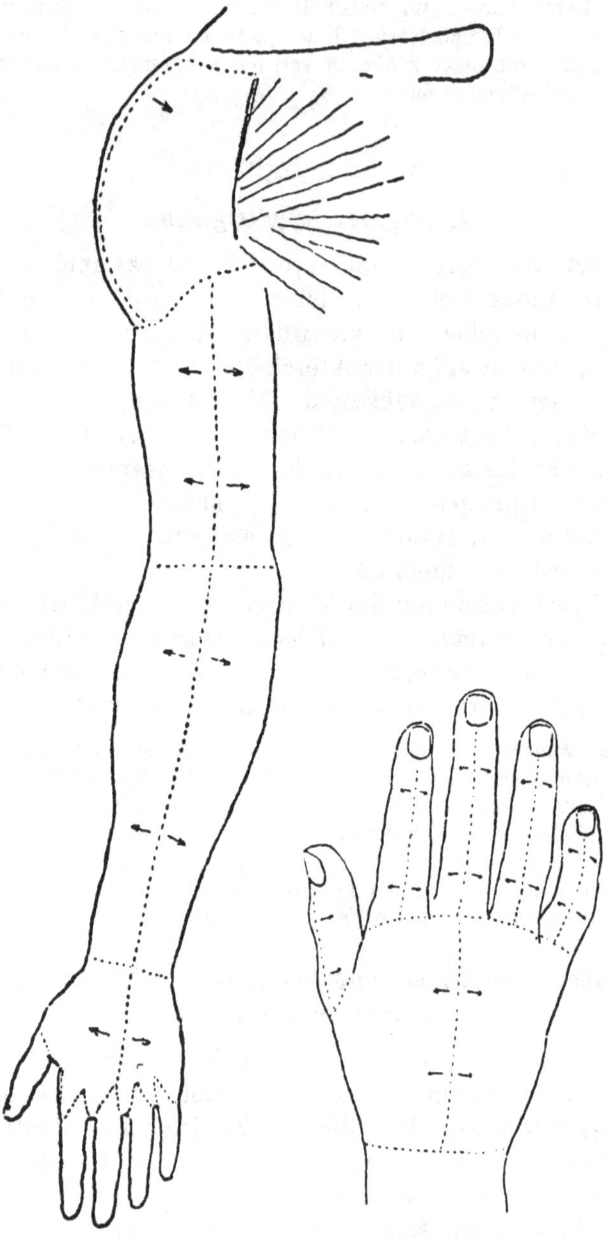

Fig. 3. Fig. 4.

d) *Handrücken.* — *Hautschnitte*: 1. querer Schnitt dicht oberhalb der Finger; 2. Längsschnitt (Vorsicht: nur Haut!). Präparation: Hautnerven und -venen (große Vorsicht: die Nerven sind sehr dünn!). Man bestrebe sich, auch die Anastomose zwischen Radialis und Ulnaris zu finden; dieselbe liegt etwa einen Finger breit oberhalb des Mittelfingers.

e) Hautnerven an der *dorsalen Seite der Finger*, bis zum ersten Fingergelenk. — *Hautschnitte*: je ein Längsschnitt an jedem Finger.

Bemerkungen zur zweiten Abgabe. — Merke genau die Durchtrittsstellen sämtlicher Hautnerven durch die Fascie! — Das Verhalten der Hautvenen in der Gegend der Ellbogenbeuge ist variabel.

3. Abgabe: Tiefe Präparation.

a) *Oberarm.* — Begrenze zuerst den Lacertus fibr., der erhalten bleibt; beachte neben der Bicepssehne die Verbindung der oberflächlichen Venen (V. mediana) mit den tiefen (V. cubit.)!

b) *Vorderarm.* — Achte darauf, daß auf der Rückseite auch die A. interossea dors. und der Ram. prof. des N. rad. präpariert werden!

c) *Hand.* — 1. *Volare Seite*: zuerst Nerven, Arterien, Sehnenscheiden der Finger. Die Nerven und Arterien der Finger werden rückwärts verfolgt, die Mm. lumbric. präpariert, wobei auch deren Nerven aufgesucht werden mögen; die Aponeur. palm. wird in der Mitte der Hand quer durchschnitten, der hintere Teil samt dem M. palm. brevis entfernt, der vordere nach vorn geschlagen, um die tiefen zu den Knochen gehenden Zipfel zu sehen. Präpariere Ram. vol. subl. des N. ulnar., den N. medianus, die Anastomose zwischen ihnen, Arc. vol. superf., die Beugesehnen, suche dann die Teilungsstellen von A. ulnaris und Ram. vol. des N. ulnaris auf und säubere die Muskeln des Daumenballens und Kleinfingerballens! — 2. *Radiale Seite*: Schnupfgrübchen; säubere die dorsale Seite des M. interross. dors. I, dringe in dem Spalt zwischen ihm und dem Adductor hall. bis an die A. rad. — 3. *Handrücken*: Arterien, Mm. interrossei dors.

Bemerkungen zur dritten Abgabe. Die A. interossea vol. durchbohrt, bedeckt vom Pron. quadr., die Membr. interossea und endigt im Rete carpi dors. In dieses Rete gehen außerdem noch A. carpea dors. rad. und A. carpea dors. uln. Die A. carpea dors. rad. geht innerhalb des Schnupfgrübchens aus der A. rad. hervor; sie ist manchmal von erheblicher Stärke, in welchem Falle dann auch die A. intermetat. dors. I. kräftig ist. — Beim Betreten der Finger liegen die Nerven oberflächlicher als die Arterien, weiter zurück in der Gegend des Arcus vol. subl. die Nerven tiefer. — Die Aa. dig. comm. teilen sich 1 cm proximal von den Interdigitalfalten in je 2 propriae. — Die Anastomose zwischen N. uln. und N. med. liegt proximal von dem Arcus superf.

4. Abgabe: Schlußpräparation.

Durchschneidung des Caput. lat. tric. durch Längsschnitt zur Verfolgung des N. rad. und der Art. profunda brachii. — Durchschneidung des Pron. teres zur Verfolgung des N. medianus. Durchschneidung des Radiusursprunges des Fl. digit. subl. und des Pron. quadr. zur Verfolgung des Art. interossea vol. und des N. interosseus. — Durchschneidung des Brachioradialis, des Ext. c. rad. longus und brevis und des Supinator zur Verfolgung des R. prof. n. radialis. — Durchschneidung des Lig. carpi transv. und der Sehnen des Flexor digit. subl. und prof. und Flexor poll. longus sowie des M. adductor pollicis (die Sehnen werden unter dem oberflächlichen Hohlhandbogen distalwärts gezogen) zur Verfolgung des Ram. vol. prof. n. ulnaris, des Arcus vol. prof. und der Aa. intermetac. vol.

C. Kopf.

1. Abgabe: Hinterhauptsgegend.

Vorbemerkung. — Das Präparat wird in einen der größeren Holznäpfe (Kopfnapf) gesetzt, in welchem überhaupt die Kopfpräparate sich besser bearbeiten lassen, die Halsseite nach oben. Bei der Präparation ist es wichtig, daß nicht einfach den Nerven und Gefäßen nachgegangen wird, sondern jede Schicht, d. h. jeder Muskel ganz ordentlich gereinigt wird, ehe man weiter in die Tiefe geht.

a) Die Haut in der Hinterhauptsgegend wird bis zum oberen Schnittrande (obere Nackenlinie) abgenommen oder, falls ausnahmsweise der Schädel nicht eröffnet ist, bis zum Scheitel; N. occipitalis major, occipit. minor, occipit. tertius sowie Art. occ. werden auspräpariert und alsdann M. trapez., sternocl., occipit. gesäubert.

b) Der Sternocleidom. wird bis zum Ansatz zurückgeschlagen, der Trapezius an der Linea nuchae abgeschnitten und nach dem Septum nuchae zurückgeschlagen, der Splenius wird sauber präpariert.

c) Der Splenius wird rechtwinklig zu seiner Faserrichtung durchschnitten, nach beiden Seiten zurückgeschlagen, der Transversooccipitalis und Longissimus präpariert.

d) Der Transversooccipitalis wird von der Durchtrittsstelle des N. occipitalis major aus quer durchschnitten und nach beiden Seiten zurückgelegt, der Nerv bis zu seinem Austritt zwischen

M. obliquus inf. und Multifidus verfolgt. Achte auf die weiten Venen in der Rinne zwischen Transversooccipitalis und Transversospinalis! — Der Rectus cap. post. major, obliquus inf. und sup. werden präpariert, in dem dreieckigen Raume zwischen ihnen die A. vertebralis und der hintere Ast des N. suboccipitalis aufgesucht und gesäubert. Die Präparation der drei Muskeln darf nicht gleich zu vollständig sein, bevor man den Nerven hat, da erst dessen Zweige zu den Muskeln aufgesucht werden müssen.

e) Zuletzt wird auch der M. rectus cap. post. major durchschnitten und auch der minor gesäubert. — Die Ansätze und Ursprünge der Muskeln an den Halswirbelquerfortsätzen (Transverso-occipitalis, Longiss., Splenius, Lev. scap.) werden entfernt und die A. vertebralis wird in den Zwischenräumen zwischen den Querfortsätzen gesucht.

Bemerkungen. — Das subkutane Bindegewebe in der Hinterhauptsgegend ist ausnahmslos sehr dicht, wodurch die Aufsuchung und die Präparation sehr erschwert wird. — Der Verlauf des Occipit. major ist von seinem Austritt aus dem Wirbelkanal bis zum Durchtritt durch den Transverso-occipitalis stets medianwärts, von da an wieder lateralwärts gerichtet. — Der hintere Ast des N. suboccipit. tritt unterhalb der A. occipit. hervor.

2. Abgabe: Rückenmark und Pharynx.

Vorbereitung. — Die Wirbelsäule wird vom Kopf getrennt ohne Verletzung der vor derselben gelegenen Gebilde (Pharynx, Gefäße, Nerven).

A. *Halsteil des Rückenmarks.*

An der Wirbelsäule werden die Muskelansätze vollkommen entfernt; die Art. vertebral., falls es noch nicht geschehen ist, in den Zwischenräumen zwischen den Querfortsätzen gesäubert, die Bogen abgesägt, und zwar möglichst weit seitlich. Man erhält dadurch zwei Stücke, ein hinteres, welches aus Bogen und Ligamenta interarcuata, und ein vorderes, welches aus Wirbelkörpern und Rückenmark besteht.

a) An dem hinteren Stück werden die Ligamenta interarcuata von vorn her gesäubert; man prüfe durch Zug ihre Elastizität.

b) An dem vorderen Stück wird zuerst von hinten her die Dura gesäubert und werden seitlich von ihr die Nervenwurzeln aufgesucht; dann wird die Dura median durchgeschnitten, die Arachnoidea betrachtet, die Zacken des Lig. denticul. und die vorderen und die hinteren Nervenwurzeln aufgesucht; A. spinalis post., ant., Querschnittsfigur des Rückenmarks.

B. *Pharynx von der Seite und von hinten.*

Bei dieser Präparation muß jede Einzelheit mit der größten Gewissenhaftigkeit ausgeführt werden, denn es handelt sich hier um eine der am schwersten vorstellbaren, wenn nicht um die schwierigste Region des Körpers. Auch bringe der Präparant den Kopf öfters in die Lage, welche der aufrechten Körperhaltung entspricht, um die richtigen Beziehungen zu oben und unten, vorn und hinten, medial und lateral zu gewinnen.

a) Man beginne *an der Seite.* Diejenigen Gebilde, welche beim Halse schon präpariert sein sollten, werden wieder vorgenommen, indem man jetzt besser an dieselben herankommen kann; nämlich N. margin. mandib., submandib. Lymphknoten, V. fac. post., ant., A. und V. subment., N. myloh., vorderer Bauch des Digastr., M. myloh., Gland. submandib., Ausführungsgang derselben am hinteren Rande des M. myloh., unterer Rand der Parotis, N. accessorius, M. styloh., hinterer Bauch des Digastricus, Nervus hypoglossus, A. occipitalis, Ramus descendens hypoglossi, A. lingualis, occipit., pharyngea ascendens, N. vagus, N. laryngei superioris ram. ext. und int.

b) Durchschneidung (falls noch nicht geschehen) des vorderen Bauches des Digastr., des Myloh. Die obere Fläche des letzteren wird freigelegt bis an den Knochen heran, jedoch die Schleimhaut am Boden der Mundhöhle nicht verletzt. N. lingualis, Ductus wharton., Glandula sublingualis; die letztere bleibt mit der Schleimhaut in Verbindung; Nuhnsche Drüse, M. styloglossus und hyoglossus.

c) Nervus glossopharyngeus, M. stylopharyng., N. laryngeus inf. am unteren Rande des Ringknorpels, Constrictor pharyngis sup.; oberes Halsganglion des Sympathicus, Levator v. pal., Tensor v. pal.

Nach der Präparation und Abgabe des Pharynx wird der Kopf mitsamt Zunge, Pharynx und Kehlkopf genau halbiert. Hat der Präparant dies selbst auszuführen, so ist auf folgendes zu achten: zuerst werden mit scharfen Messerschnitten die Weichteile genau in der Mittellinie durchschnitten: Haut der Stirn und des Nasenrückens, Weichnase, Oberlippe, Unterlippe, Kinn, Unterkinngegend, Zunge, Kehlkopf, Luftröhre, Pharynx, weicher Gaumen und Oesophagus; das Zungenbein und, wenn verkalkt oder verknöchert, auch Schild- und Ringknorpel mit der Knochenschere durchgekniffen, im Ober- und im Untergebiß die medianen Schneidezähne herausgezogen, Oberkiefer und Unterkiefer durchsägt.

Wenn als halber Kopf ein schon vorher halbierter (nicht injizierter) Kopf gegeben ist, so muß streng daran festgehalten werden, daß zuerst die Hinterhauptsgegend (siehe 1. Abgabe) bearbeitet, dann die Wirbelsäule mit den prävertebralen Muskeln entfernt und dann alles, was sich unterhalb des Kiefers von Teilen der Regio submandibul., Zunge, Kehlkopf, Pharynx noch vorfindet, genau durchgearbeitet wird, und daß solange keine andere Kopfregion angefangen werden darf.

Für die nun folgenden fünf Abgaben ist eine verschiedene Reihenfolge möglich; für und wider jede läßt sich etwas sagen. Doch empfiehlt es sich, mit der Mundhöhle und der Nasenhöhle zu beginnen aus zwei Gründen: 1. weil sich diese inhaltlich an den Pharynx anschließen und 2. weil die nunmehr freiliegenden Teile leicht vertrocknen und infolgedessen später schlecht zu bearbeiten sein würden. Allerdings muß dann der Nervus zygomaticus und infraorbitalis einstweilen zurückbleiben und später im Anschluß an die Augenhöhle präpariert werden.

3. Abgabe: Nasenhöhle, Mundhöhle, Pharynx, II. Ast des Trigeminus.

Die einzelnen Abschnitte der Präparation müssen getrennt von einander behandelt werden.

a) *Zeichnung des Medianschnittes* von hartem und weichem Gaumen, Nasenhöhle, Mundhöhle, Kehlkopf, Pars nasalis, Pars oralis und Pars laryngea pharyngis. Man bringe dabei zur Anschauung: Grenze von hartem und weichem Gaumen, innerhalb des weichen Gaumens die Muskellage; Grenze von Musculus genioglossus und M. geniohyoideus, Zungenbein (der Genioglossus befestigt sich nicht am Zugenbein), innerhalb der Epiglottis die Knorpelplatte, falsches und wahres Stimmband, Cart. thyreoidea und cricoidea, M. arytaenoideus, vorderen Bogen des Atlas, Zahn des Epistropheus, Tonsilla pharyngea.

b) Kehlkopf. — Der Ram. int. des N. laryng. sup. wird in den Kehlkopf hinein verfolgt, die Anastomose mit dem laryng. inf. präpariert; M. vocalis, M. arytaenoideus, M. cricoarytaenoideus post.

c) Boden der Mundhöhle. — Man geht ein zwischen Mm. geniohyoideus und genioglossus, schneidet den genioglossus am Knochen ab und schlägt ihn nach oben, sucht die Art. lingualis auf und verfolgt ihre Äste.

d) Mundteil des Pharynx und Isthmus faucium. — Vor der Präparation betrachtet man die Arcus palatoglossus und palatopharyngeus sowie die Tonsillenbucht und tastet mit feiner Sonde vorsichtig und vollständig die Krypten der Tonsille ab; betrachtet auch zum Vergleich an dem geöffneten Munde eines A-sagenden Konpräparanten die genannten Teile. — Präparation des M. palatoglossus und M. palatopharyngeus durch vorsichtige Entfernung der Schleimhaut, ebenso die des von oben herabkommenden M. salpingopharyngeus. — Freilegung der Außenfläche der Tonsille durch Abnahme des bedeckenden Abschnittes des Constrictor pharyngis sup.

e) Septum nasi. — *Zeichnung* wie beim 1. Kurs (s. dort S. 65). Die Zeichnung muß bei der Abgabe vorgelegt werden.

f) Entfernung des Knorpels und Knochens des Septum, so daß die andere Schleimhautseite allein stehen bleibt, wobei man auf die geringe Festigkeit der Verbindung zwischen Knochen und Schleimhaut achtet, was bei Operationen am Septum wichtig ist (am Knorpel haftet die Schleimhaut fester als am Knochen). Der N. nasopalatinus ist in der Schleimhaut zu präparieren.

g) Die Septumschleimhaut wird fortgeschnitten, eine *Zeichnung* von der Seitenwand der Nase und des Nasopharynx gemacht. Auch diese Zeichnung muß bei der Abgabe vorgelegt werden!

h) Gaumen. — Die Schleimhaut des harten Gaumens wird von der Mitte her vom Knochen abgelöst bis an die Foramina palatina heran; die aus diesen Foramina austretenden Nerven und Arterien aufgesucht und deren Ausbreitungen verfolgt.

i) II. Triguminusast. — *Vorbereitung*: Die Schleimhaut des Schlundkopfes wird von der Schädelbasis abgelöst und letztere geschabt. Die Schleimhaut von der medialen Fläche des Tubenknorpels und von dem Lev. veli palat. ebenfalls abgenommen, hinter letzterem die Art. palatina asc. präpariert; an der Unterseite des Gaumens die Ausbreitung der Sehne des Tensor v. pal. aufgesucht, dann der weiche Gaumen am Hinterrande des harten Gaumens abgeschnitten, an der Seitenwand der Nasenhöhle 5 mm vor der Verbindungslinie zwischen For. sphenopal. und For. palat. ein senkrechter Schnitt durch die Schleimhaut und die hinteren Enden der Muscheln gemacht und von diesem Schnitt an bis zum hinteren Rande der Lamina medialis des Proc. pteryg. der Knochen geschabt, wobei die Aa. nasales post.

gesehen, aber durchschnitten werden. Auch wird das hintere Stück des harten Gaumens bis an das For. palat. majus heran abgemeißelt oder abgekniffen. Der Knochen zwischen For. sphenopalat. und palat. wird weggemeißelt, jedoch sehr vorsichtig, weil er dünn ist (nicht weiter hinten, sonst gerät man nutzlos in den M. pteryg. int.!). Man kommt dadurch auf das Periost der Fossa sphenomaxill. Man hüte sich, mit dem Meißel das Periost zu zerschneiden, weil man sonst leicht die Perioststreifen mit Nerven verwechselt. Die Aufmeißelung wird nach oben bis an das For. sphenopal. und nach unten bis an das For. palat. fortgesetzt. Das Periost wird mit feinem Messer von oben bis unten hin gespalten, Gefäße und Nerven in der Fossa sphenomax. unter Wegnahme des Fettgewebes auseinandergelegt. Der Can. vidianus aufgemeißelt, N. und A. vid. aufgesucht.

k) Tränennasengang. — Betrachtung der Puncta lacrim. am Lebenden, Einführung von Wimpern oder feinen Sonden in die Tränenkanälchen, Eröffnung des Tränennasenganges wie im 1. Kurs (s. dort S. 66).

l) Hier schließt sich, falls Gesicht, Fossa infratemp. und Augenhöhle vorher bearbeitet sind, die Schlußpräparation für den 3. Trigeminusast an (s. S. 28).

Bemerkungen zur dritten Abgabe. — *Tonsille*: Die Bucht, in welcher die Tonsille liegt, ist individuell sehr verschieden entwickelt, ebenso die Krypten, manchmal stehen die letzteren unter der Oberfläche in Verbindung, so daß das Gewebe Brücken bildet. Die Tonsille hat 2 Flächen, eine innere und eine äußere, von welchem aber die innere bei geschlossenem Munde nicht rein medianwärts, sondern zugleich vor- und abwärts gewendet ist. Die Ränder der Tonsille überschreiten die Ränder der Nische. — *Längsmuskulatur des Pharynx*: Durch den M. salpingophar. und M. palatophar. entsteht an der Seitenwand des Pharynx eine senkrecht gerichtete Muskelschicht, welche mit der Richtung der Constrictoren kontrastiert; Bündel derselben gehen auch an die mediale Seite der Schildknorpelplatte. — *Rosenmüllersche Grube*: dieselbe ist außerordentlich variabel, manchmal sehr geräumig, sie liegt nicht rein hinter dem Tubenwulst, sondern zugleich über ihm. — *Tränennasengang*: Die Schleimhaut im Innern des Ganges ist dick, das Lumen eng. Die untere Mündung variiert sehr; manchmal hat sie die Gestalt eines senkrechten Schlitzes, manchmal die eines Querschlitzes, indem an ihrer medialen Seite eine dünne Schleimhautfalte weiter hinabreicht, die aber doch nicht eine eigentliche Klappe ist.

4. Abgabe: Gesicht.

Vorbemerkung. — Vor dem Beginn vergegenwärtige man sich die Aufgabe. Es wird darzustellen sein die gesamte Ausbreitung des Facialis im Gesicht, sämtliche Gesichtszweige aus den drei Ästen des Trigeminus, nämlich aus dem ersten N. frontalis, supraorbitalis, supratrochlearis, infratrochlearis, ethmoidalis; aus dem zweiten N. infraorbitalis, zygomaticofacialis, zygomaticotemporalis; aus dem dritten N. auriculotemporalis, mentalis, buccinatorius; ferner die Arterienzweige aus der A. maxill. ext., infraorbitalis, ophthalmica, transversa faciei, temporalis superfic.; die V. facialis ant. und temporalis superfic.; dazu sämtliche Gesichtsmuskeln.

Es empfiehlt sich, nicht die Haut sogleich im ganzen abzunehmen, sondern vielmehr jedes Stück, von welchem man die Haut entfernt, sogleich ziemlich fertig zu präparieren, um nicht die Bedingungen für die Präparation vor der Zeit zu verschlechtern. Man muß bedenken, daß, wenn das Präparat auch nicht geradezu verdorrt, es doch nach Entfernung der Haut etwas zusammentrocknet, also die Schicht dünner wird, in welcher man die Nerven zu suchen hat. Auch muß das Kopfpräparat dauernd in einem feuchten Lappen eingeschlagen sein und nur immer gerade die Stelle freibleiben, an welcher man arbeiten will. Der Konpräparant kann sehr gute Hilfe leisten, indem er mit der einen Hand den Kopf hält und mit der anderen zweckmäßig spannt, z. B. gleich das Platysma. Solche Präparanten, die wegen Beschaffenheit ihrer Augen (Hypermetropie) die feinen Nerven schlecht sehen, tun gut, sich einer Lupe oder Brille zu bedienen.

Die Ausbreitung des Facialis liegt unter den Gesichtsmuskeln; nur an einer Stelle, auf dem Wangenwulst, ziehen Rr. zygomat. des Nerven an der Außenfläche des M. zygomat. vorbei. Man vergegenwärtige sich diese Stelle durch aufgelegten Finger, um von vornherein gewarnt zu sein. Auf diejenigen Zweige des Trigeminus, welche die Muskeln durchbrechen, wird nicht Rücksicht genommen, sondern es werden die Muskeln gleich präpariert. Die Parotis wird gleichfalls sogleich sauber präpariert, nur muß rings um den Rand derselben sorgfältig auf die austretenden Zweige des Facialis geachtet werden. Man bereite sich darauf durch Betrachtung der Abbildung vor. Man darf nicht bis an den Masseter kommen. Ist die Gefäßinjektion so gut, daß auch die feinen Gefäße im Fettpolster zwischen Haut und Muskel gefüllt sind, so kann man sich doch mit diesen nicht aufhalten, sondern muß sie sogleich mit fortnehmen.

Präparation.

a) *Untergesicht.* — Hautschnitt vom Kieferwinkel zum Mundwinkel und entlang am Lippenrot; die Kinnhaut wird mit

Halbkreisschnitt umgrenzt und bleibt stehen. Präpariert werden Platysma, Triangul., Orbicul. oris, Quadratus. Das Platysma wird vom unteren Rande her etwas nach oben hin zurückgeschlagen, so daß man den N. margin mand. bis an den Triangul. heran verfolgen und die V. facialis ant. und A. maxill. ext. bei ihrem Übertritt über den Kieferrand präparieren kann.

b) *Mittelgesicht.* — *Hautschnitte*: 1. hart vor dem Ohr bis oben hin; 2. bogenförmiger Schnitt entsprechend dem seitlichen und unteren Rande des Orbicularis oculi, d. h. seitlich und unten

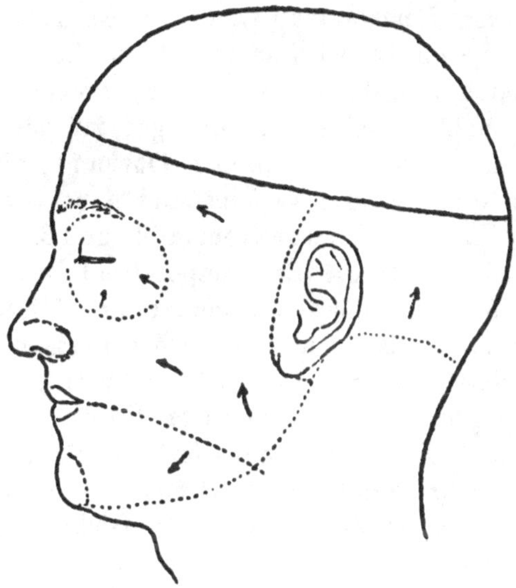

Fig. 5.

zwei Querfinger von der Lidspalte entfernt, an der medialen Seite das mediale Ende des Lig. palp. treffend; 3. am Rande des Lippenrotes der Oberlippe; 4. hart an der Unterseite der Nase. — Präparation: 1. der N. auricularis magnus wird mit seinen Zweigen an die vordere Seite der Ohrmuschel verfolgt; 2. das untere Stück der Parotis und davor die Rami buccales des Facialis und der hintere Zweig der A. maxill. ext.; 3. ein weiteres Stück der Parotis, Rami zygomatici des Facialis, wobei vor allem auch auf diejenigen zu achten ist, welche an der Außenseite des M. zygomaticus vorbeiziehen, Ductus stenonianus, Art. transversa faciei; 4. V. tempor. superf., N. auriculotempor., Art. tempor. superf.; 5. Rr. temporofront. des Fac.; 6. untere Hälfte des Orbic. oculi, M. zygomat., von welchem sehr häufig ein Bündel nach unten abzweigt, V. fac. ant. unterhalb des Orbicul. und dann wieder beim Austritt aus diesem neben der Nase; 7. Aufsuchen der Nerven am vorderen Rande des Zygomaticus zwischen diesem und dem Zygomat. minor., Oberlippenbündel des Orbic. oculi, Levator labii et nasi later. und med.; 8. durchtretende Zweige des Infraorbitalis, Orbicul. oris in der Oberlippe. — Es ist sehr wichtig für die Klarheit, daß einerseits der oben angegebene Teil der Gesichtspräparation planmäßig Absatz für Absatz und ganz sauber durchgeführt, andererseits noch nicht weiter gegriffen werde, daß sich also der Präparant auch *eine gewisse Hemmung* auferlege. Es sei daher noch einiges hinzugefügt: die Parotis wird an der Oberfläche völlig gesäubert, auch am Rande ringsherum ein wenig angehoben, aber nicht unterwühlt, nicht zerschnitten oder gar im ganzen entfernt; der N. auriculotemp. wird zwischen Ohr und Parotis sogleich eine Strecke weit abwärts verfolgt und dabei eingeprägt, daß er für weitere Abgaben (Fossa retromandib. und 3. Trigeminusast) noch gebraucht wird; die Rr. temporofront. des Fac. werden bis zum M. frontalis, die Rr. zygomat. und buccales ebenfalls bis an, aber nicht bis in oder unter die Muskeln verfolgt; der Bichatsche Fettklumpen wird noch nicht entfernt.

c) *Stirngegend.* — Bogenförmiger Hautschnitt 1 cm oberhalb der Braue. Es werden präpariert: 1. M. frontalis parallel der Faserrichtung desselben, 2. Orbicularis oculi parallel der Faserrichtung bis an den Lidrand (Vorsicht: der Muskel ist dünn, die Haut zart, das Lid fettfrei!), Depressor cap. superc., Depressor glabellae. 3. Taste mit sagittal gestelltem Daumennagel die Incis. supraorbit., mache hier einen senkrechten Schnitt bis auf den Knochen, suche und präpariere A. und N. supraorbit. (frontalis); 4. dränge den Depressor cap. superc. und den Depressor glabellae etwas voneinander und suche in der Lücke zwischen ihnen den N. supratrochlearis und den N. infratrochlearis neben einem unteren und einem oberen Ast der A. nasofrontalis, von welchen der untere mit der Art. angul. nasi anastomisiert; V. angularis.

d) *Nase.* — A. nasofront., angularis nasi, N. ethmoid., M. depressor glabellae, nasalis.

Bemerkungen zur vierten Abgabe. — Der N. margin. mandib zieht an der Außenseite von V. facialis ant. und A. maxill. ext. vorbei. — Die V. facialis ant. liegt beim Überschreiten des Kieferrandes hinter der A. maxill. ext.; sie ist in der Gegend unterhalb des Orbicularis oculi so dünnwandig, daß man sie leicht durchschneidet, ohne es zu merken. — Das Oberlippenbündel des Orbicul. oculi kann bis 10 mm breit sein.

5. Abgabe: Gesicht tief und Fossa retromandibularis.

a) *Fossa retromandibularis.* — In die Parotis hinein und durch sie hindurch werden verfolgt N. auriculotemp., N. facialis, V. und A. tempor. superfic., Arter. transv. faciei. Die Parotis wird dabei völlig entfernt, jedoch nicht im ganzen, sondern in Stücken und dabei genau nachgesehen und aufgeschrieben, mit welchen Gebilden sie zusammenstößt oben, unten, vorn, hinten, lateral, medial und in ihrem Innern. Das Endstück des Ausführungsganges wird erhalten. Teilungsstelle der Carotis externa. Neben dem Stamm der A. tempor. superfic. finden sich kleine Lymphknoten. Der Stamm des Facialis wird bis an das For. stylomast. verfolgt, der N. auricul. post. und die Zweige zum hinteren Bauch des Digastricus und Stylohyoideus aufgesucht.

b) Der M. triangularis wird quer durchschnitten und nach oben und unten zurückgelegt, das von ihm bedeckte Stück des Quadratus präpariert, der N. margin. mandib. verfolgt mit Durchschneidung des Quadrates bis zu seiner Anastomose mit dem N. mentalis. Präparation des letzteren und der A. mentalis vom Foramen mentale an; Verzweigungen des Nerven; Freilegung der A. labialis inf.

c) Der laterale Abschnitt des Orbicularis oculi wird vorwärts geklappt bis zum Rande der Augenhöhle; die von ihm bedeckten Facialiszweige werden weiter verfolgt, der N. zygomaticofac. aufgesucht bei seinem Austritt aus dem Foramen zygomaticofac., welches in Höhe des oberen Randes des Arcus zygomat., bald näher, bald entfernter vom Rande der Orbita liegt. Suche das Foramen erst am Schädel!

d) Durchschneidung der Mm. zygom. major und minor, Säuberung des von ihnen bedeckten Abschnittes der Facialisausbreitung und der hier sehr dünnwandigen V. facialis ant.

e) Durchschneidung des M. levator labii sup., Zurückschlagen desselben nach oben und unten, Präparation des hinter ihm gelegenen Abschnittes des Facialis, des N. und der A. infraorbit., Anastomose zwischen Facialis und Infraorbit. Säuberung des M. caninus.

f) Von der A. angularis nasi aus rückwärts wird die A. maxill. ext. freigelegt bis zum Abgange der A. labialis sup., diese durch die Oberlippe verfolgt.

g) Der Bichatsche Fettklumpen wird entfernt. N. und A. buccinat. präpariert, M. buccinat. gesäubert.

Bemerkungen zur fünften Abgabe. — Die Parotis erstreckt sich z. T. noch an der medialen Seite des Sternocleidomastoideus nach hinten; nach der medialen Seite schickt sie an der vorderen, zugleich aufwärts gewendeten Seite des Proc. styloideus einen Fortsatz (Schlundfortsatz) gegen, wenn auch nicht bis an den Constrictor pharyngis sup. — Die A. car. ext. liegt hart am hinteren Rande des Ram. mandib., z. T. durch diesen verdeckt. — Die Nerven zum Digastr. und zum Styloh. entspringen vereint oder auch getrennt aus dem Facial. unmittelbar unterhalb des For. stylomast. in gleicher Höhe mit dem Auricul. post., der Auricul. post. auf der lateralen, der Digastricus und Stylohyoideus auf der medialen Seite des Stammes. Der Auricul. post. beschreibt dann einen flachen, frontal gelegenen Bogen mit abwärts gewendeter Konvexität an der vorderen Seite des Processus mastoideus, an der Grenze des knorpeligen Gehörganges und des Knochens, dem letzteren fest anliegend, bedeckt durch ein straffes Bindegewebsblatt, welches erst gespalten werden muß, um ihn zu finden. Hinter das Ohr gelangt, teilt er sich in zwei Zweige, einen nach hinten und einen nach oben ziehenden. — Der Nerv zum hinteren Bauch des Digastricus ist 20 mm lang und betritt den Muskel an seiner vorderen oberen Fläche. Der Nerv zum Stylohyoideus ist noch länger, er geht in den Muskel in dessen hintere untere Fläche 25 mm von dem Ursprunge des Muskels entfernt. — Mit dem N. zygomaticofac. tritt ein Arterienzweig aus, dessen verschiedene Stärke die verschiedene Weite des Loches erklärt.

6. Abgabe: Fossa infratemporalis, III. Trigeminusast, Arteria maxillaris interna.

Vorbereitung. — Durchschneide den Stamm des Facialis 1 cm unterhalb des Foramen stylomast., die Zweige desselben am vorderen Rande des Masseter, die A. transv. faciei beim Abgange von der A. tempor superf.! schiebe die A. und V. tempor. superf. nach hinten, schone dabei den N. auriculotemp., buccinat. und zygomaticofac., präpariere den M. masseter ganz sauber und das Lig. collat. lat. des Kiefergelenkes! schabe den Jochbogen, nachdem das Periost desselben eingeschnitten ist, sauber bis zum oberen und unteren Rande und den Knochen davor bis an das For. zygomaticofac.!

Präparation.

a) *Fossa tempor.* — 1. Durchschneide den Ansatz des oberflächlichen Blattes der Fascia tempor. am oberen Rande des Jochbogens und davor am Jochbein und schlage es nach oben zurück! Dadurch wird das interfasciale Fettpolster freigelegt, auch bemerkt man in demselben den N. zygomaticotempor. und verfolgt denselben bis an das tiefe Fascienblatt.

2. Das interfasciale Fettpolster wird vom Rande des Jochbogens und Jochbeins nach oben zurückgeschlagen.

3. Das tiefe Blatt der Fascia tempor. wird am Jochbogen

und davor am Jochbein durchgeschnitten und nach oben zurückgeschlagen, an der Innenseite desselben der N. zygomaticotempor. bzw. die Zweige desselben wieder aufgesucht und weiter verfolgt.

4. Das tiefe Fettpolster bis an den M. tempor. wird ebenfalls wie die drei vorangegangenen Schichten nach oben gelegt.

b) *Regio masseterica.* — Der Jochbogen wird ausgesägt und mit dem Masseter in Verbindung nach unten geschlagen. Die beiden Sägelinien zeichne man vorher auf den Knochen, indem man dabei den ausmazerierten Schädel zu Rate zieht. Die vordere derselben muß vom vorderen Ende des oberen Randes des Jochbogens zum vorderen Ende des Massetersprunges, also schief verlaufen; die hintere muß ganz am hinteren Ende des Jochbogens liegen, und es muß daher hier schief, fast sagittal (man unterrichte sich am Schädel!) gesägt werden. Je weiter das Tor, um so vorteilhafter für die nachfolgende Präparation. Vor dem Sägen lege man oberhalb und unterhalb der Sägestelle ein dünnes Tuch fest auf das Präparat, um den Sägestaub aufzufangen; der Konpräparant sorge dafür, daß nicht Zipfel des Präparates oder Teile des Tuches von der Säge erfaßt werden. Nach dem Durchsägen ist die Säge sofort zu säubern und der Sägestaub von dem Tuche abzuspülen. Man schlägt jetzt den Jochbogen mit dem Masseter soweit nach unten zurück, daß man dabei das Fett, das man noch zwischen Jochbogen und M. tempor. findet, entfernen kann. Dann muß man den N. masseter. im Muskel aufsuchen, was immer etwas Zeit kostet. Man geht dabei von hinten her in die Tasche des Muskels ein und schneidet die oberflächliche Schicht am Jochbogen ab, dann erblickt man den Nerven, wie er von hinten und oben her kommt; man verfolgt ihn durch den Muskel hindurch nach oben bis zum hinteren Rande der Temporalissehne und präpariert auch die A. masset. sauber; nachdem man den N. massetericus an dieser Stelle vollkommen freigemacht hat, führt man einen *doppelten dünnen, schwarzen* (Zwirns- oder Seiden-) Faden um ihn herum und bindet beide Fäden in einiger Entfernung voneinander fest zu, worauf man zwischen beiden Knoten den Nerven durchschneidet. Nun wird der Masseter weiter nach unten geschlagen, nachdem die Muskelfasern, welche von der Innenfläche des Jochbogens an das obere Ende des Proc. coronoideus gehen, von letzterem abgeschabt sind. Der N. masseter. wird dann im Innern des Muskels weiter verfolgt.

c) *Canalis mandibularis.* — *Vorbereitung*: Die Außenfläche des Unterkiefers wird bis zum Foramen mandibulare oder auch bis zum vorderen Ende sauber gemacht, jedoch der Masseter am Kieferwinkel und der Buccinatorius an seinem Ursprung erhalten. Dabei beachte man, wie leicht sich das Periost des Kiefers vom Knochen löst. Man betrachte am mazerierten Kiefer das For. mentale und das For. mandibul., um sich den Verlauf des Kanals klarzumachen, und zeichne diesen auf die Außenfläche des Kiefers, wobei jedoch in Betracht zu ziehen ist, daß der Kanal 5 mm tiefer liegt als das For. mentale. Darauf wird der Kanal aufgemeißelt mit großer Vorsicht, weil der Kiefer so leicht splittert wie kein anderer Knochen; der Meißel darf nur schief angesetzt werden. Dabei muß entweder der Kiefer in den Schraubstock gespannt oder von dem Konpräparanten auf einer Unterlage so fest angedrückt gehalten werden, daß er nicht wackeln kann. Hat man an einer Stelle den Nerven gefunden, so richtet man sich weiter nach ihm. Dabei müssen beständig die Knochentrümmerchen und auch das geronnene Knochenmark, welches reichlich im Kiefer enthalten ist, entfernt werden, wenn nötig unter Benutzung einer Lupe. Nerv und Arterie liegen in einer besonderen dünnen Knochenhülse, welche aber mit der Pinzette aufgebrochen und in Stücken entfernt werden kann. Darauf zeigt sich der Inhalt von einer Periosthülle umschlossen, welche abgestreift werden kann. Die Arterie muß besonders zwischen den Bündeln des Nerven aufgesucht werden.

d) *N. und A. buccinat.* — Der Processus coronoideus wird durch zwei Sägeschnitte mit der kleinen Halbkreissäge durchsägt oder, wenn diese nicht zur Hand ist, abgemeißelt. Bei der Meißelung muß man aber sehr vorsichtig sein, denn der Knochen ist hart und splittert leicht in unerwünschter Richtung. Der erste Schnitt geht in Fortsetzung des Canalis mandib. nach oben zum Rande der Incis. mandib., der zweite geht nach vorn bis zum unteren Ende des vorderen Randes des Unterkieferastes. Bevor man diesen zweiten Schnitt macht, säubere man den vorderen Rand des Temporalis und hebe ihn vorsichtig an, um sich von der Anwesenheit des N. buccinat. zu überzeugen, denn dieser wird vom Temporalis verdeckt, tritt auch manchmal durch den Rand desselben hindurch und wird leicht zerschnitten. Man schlägt den Temporalis mit dem Proc. coron. bis zur Höhe des Gelenkkopfes zurück und nimmt nun den N. buccinat. vor, dessen einzelne Zweige man bis an den M. buccinat. verfolgt. Im Anschluß hieran wird dieser Muskel gesäubert nebst den durch ihn hindurchtretenden Schleimdrüsen, ebenso der Ductus stenonianus bis an den Muskel heran, eine Sonde durch den

Gang geführt und die Mündungsstelle auf der Innenfläche der Wange betrachtet.

e) *Fossa infratempor.* — Der M. tempor. wird weiter in die Höhe geklappt bis an die Crista infratemp. heran. Man sucht die V. maxill. int. auf, überzeugt sich von ihrer Dünnwandigkeit, nimmt dann aber nicht mehr auf die Venen Rücksicht. Die A. maxill. int. wird an der lateralen Seite des Pteryg. ext. präpariert nebst ihren Zweigen: A. mandib., masset., Zweig zum Pteryg. ext., A. tempor. prof. post., ant., alveol. sup., buccinat., infraorbit. Der N. mandib. wird bis an den Pteryg. aufwärts verfolgt, der von ihm abgehende N. mylohyoid. aufgesucht, der N. buccin. bis an die A. maxill. int. verfolgt, der N. lingualis am unteren Rande des Pteryg. ext. vor dem mandib. aufgesucht und an der lateralen Fläche des Pteryg. int. bis zu dessen vorderem Rande verfolgt, von wo aus er schon bei der Mundhöhle präpariert ist. — Der N. masseter., an dem schwarzen Faden kenntlich, wird medianwärts verfolgt bis oberhalb des Pteryg. ext.

f) *Fossa infratempor. fortgesetzt.* — Der Hals des Unterkiefers wird ringsherum und der Kopf an der lateralen Seite geschabt; am Kiefergelenk wird erst das obere Stockwerk, dann das untere eröffnet, die Bandscheibe betrachtet. Der Kieferast wird in halber Höhe ohne Verletzung der A. und des N. mandib. durchkniffen, der Pteryg. ext. am Ansatz durchschnitten, wobei man sich davon überzeugt, daß er auch an die Kapsel geht, und von der Bandscheibe die vordere Hälfte weggeschnitten. Nun kann man erst den Ursprung der A. mandib. aus der Maxill. int. auffinden. Der N. auriculotemp. wird bis an das For. ovale verfolgt, wobei man sich überzeugt, daß der vor dem Ohr aufsteigende Zweig nicht dem ganzen Nerven entspricht. — Mediales Seitenband des Kiefergelenkes. — A. meningea med. bis an den N. auriculotemp. heran und oberhalb des Nerven bis an das For. spinosum, an der medialen Seite der Arterie das mediale Stück der Schlinge des N. auriculotempor. — Der N. masset., an dem schwarzen Faden kenntlich, wird bis an das Foramen ovale verfolgt. Ebendahin der N. mandibul. — Die in den M. pteryg. ext. tretenden Arterienzweige werden durchschnitten, der Muskel wird ganz nach vorn gebogen, wobei man an der medialen Fläche den oder die (2) zu ihm gehenden Nervenzweige findet. Der Muskel wird ganz entfernt und seine Ursprungstelle geschabt ohne Verletzung des lateralen Kopfes des Pteryg. int. Die Arterie zum Pteryg. int. präpariert. Darauf N. lingualis;

an seiner Rückseite die Chorda tympani, N. buccinat. bis an das Foramen ovale verfolgt; Nn. temporales profundi.

g) *Schlußpräparation für III. Trigeminusast.* — Falls Gesicht, Nasopharynx und Augenhöhle schon vorher bearbeitet sind, folgt hier die Schlußpräparation für den III. Trigeminusast, sonst muß man mit derselben noch warten. — *Vorbereitung*: Das hintere Stück des Schädels wird durch einen frontalen Schnitt abgetrennt, welcher hart am hinteren Rande des Foramen ovale vorbeigeht; der Unterkiefer wird entfernt, der Knochen an der medialen Seite des Foramen ovale wird weggemeißelt, so daß der III. Ast des Trigeminus von hier aus zugänglich ist. Man findet unmittelbar unter dem Foramen ovale am vorderen Rande des Stammes den Nerven zum Pteryg. int., an derselben Stelle das Ganglion. Man verfolgt den Nerven in den Pteryg. hinein.

Bemerkungen zur sechsten Abgabe. — Die beiden Blätter der Fascia tempor. sind oben verbunden, so daß das interfasciale Fettpolster in einer geschlossenen Lade liegt, welche vorn und unten durch den Knochen, hinten und oben durch die Verbindung der beiden Fascienblätter abgeschlossen ist. — Das tiefste Fettpolster der Temporalgegend steht mit dem Bichatschen Fettklumpen in Verbindung. — Die A. maxill. int. verläuft in der Fossa infratemp. vor-, auf- und medianwärts, gewöhnlich an der lateralen Seite des Pteryg. ext. — Das an der Rückseite des Oberkiefers liegende Endstück derselben ist stärker geschlängelt, ebenso wie die A. alveol. sup., und durch festes Bindegewebe mit dem Periost verbunden. — Der N. masseter. verläuft horizontal in frontaler Richtung hart am Knochen (Planum infratemp.) und ist dabei durch ein straffes Bindegewebsblatt von unten her bedeckt. — Der N. auriculotemp. verläuft zuerst horizontal nach hinten und dabei lateralwärts, in der Fossa retromandibul. lateral- und aufwärts, vom Jochbogen an rein aufwärts. — Der N. lingualis ist nicht selten mit dem N. mandib. durch eine Anastomose verbunden. — Der N. buccinat. bildet mit dem vorderen N. tempor. prof. oder auch mit zwei Nn. tempor. prof. ein gemeinsames Stämmchen.

7. Abgabe = 1. Abgabe Augenhöhle.

Vorbereitung. — Falls der Situs cavi cranii noch nicht präpariert ist, so geschieht das jetzt (s. Sit. cavi cranii). — Vom Orbitaldach wird die Dura abgerissen, der Proc. clinoideus, an welchem dieselbe fester haftet, geschabt. Die Grenzen der Aufmeißelung werden auf dem Orbitaldach angezeichnet: 1. eine sagittale Linie von der Mitte des For. opticum nach vorn, 2. vom lateralen Ende der Fissura orbit. sup. nach vorn und etwas lateralwärts, 3. am vorderen Rande quer bezw. in leichtem Bogen. Unter der Arbeit wird nach Bedarf von der lateralen Wand abgemeißelt. Es wird zuerst ein kleines Loch in der Mitte gemacht, von da aus mit der Pinzette die Periorbita nach unten gedrängt, um sie bei der weiteren Eröffnung nicht zu verletzen, und nun der Knochen weiter in kleinen Stücken abgeschlagen mit dem Bestreben, Splitterungen in die Umgebung zu vermeiden. Je dünner der Knochen, um so schmaler müssen die abgeschlagenen Stücke sein. Deswegen größte Vorsicht an der medialen Seite! Der Meißel darf nicht senkrecht, sondern nur schief angesetzt werden. Der Konpräparant muß den Schädel an die Unterlage fest angedrückt halten. Die abgeschlagenen Knochensplitter müssen immer sofort weggenommen werden, um nicht beim Weitermeißeln in die Tiefe geschlagen zu werden und unterliegende Teile zu zerreißen. — Bei der Präparation soll nicht planlos gewühlt, sondern in Ordnung vorgegangen werden, indem jeder Horizont erledigt wird, bevor der folgende drankommt.

a) Man schneidet auf den durch die Periorbita hindurchschimmernden N. supraorbitalis ein und spaltet über ihm die Periorbita nach vorn und nach hinten; man durchschneidet sie am vorderen Rande quer und legt sie nach der medialen und lateralen Seite zurück; präpariert den dünnen N. supratrochlearis, die beiden Zweige des supraorbitalis, den N. trochlearis. Der letztere liegt beim Betreten der Augenhöhle über allen anderen Teilen, selbst noch über dem Supraorbit.; man verfolgt ihn bis an den M. obl. sup. heran, den er mit mehreren Zweigen betritt. — Beachte auch die A. und V. supraorbitalis! — Der N. lacrimalis wird an der lateralen Seite aufgesucht und mit der größten Vorsicht durch das dichte Bindegewebe des Augenhintergrundes bis zur Trennung vom Supraorbit. rückwärts verfolgt; dann geht man ihm nach vorn nach bis an die Glandula lacrimalis heran, wobei man auch die A. lacrimalis antrifft. Um die Präparation der Gland. lacrim. zu vervollständigen, werden von vorn her die Weichteile am oberen lateralen Augenhöhlenwinkel zurückgeschabt und Drüse, Arterie und Nerv von vorn her gesäubert. Die obere Fläche des Lev. palpebrae sup. wird gereinigt.

b) Die Vena ophthalm. sup. wird hinten zwischen Rectus sup. und Rectus later. ausgesucht, nach hinten verfolgt, dann weggeschnitten. Man faßt den Lev. palp. sup. am lateralen Rande und dreht seine untere Seite nach oben; dann findet man die Zweige vom oberen Ast des Oculomotorius, welche am medialen Rande des Rectus sup. vorbei in die untere Fläche des Levator eintreten. Auch der Rectus sup. wird am lateralen Rande ergriffen und nach der medialen Seite herumgedreht. Man erblickt an seiner unteren Fläche den sich verästelnden oberen Ast des Oculomotorius. Man verfolgt diesen nach hinten, indem man den Annulus fibrosus spaltet, bis zur Trennung vom unteren Ast.

c) Die A. lacrim. wird gesäubert. — Man suche dann den N. nasociliaris in dem Fett zwischen Rectus sup. und Obliq. sup. auf, verfolge ihn rück- und lateralwärts unter dem Rectus sup. hindurch bis dahin, wo er sich vom Supraorb. trennt, wobei aber die Radix longa des Ganglion cil. nicht abgeschnitten werden darf. Die A. lacrimalis wird auf diesem Wege durchschnitten. Man ziehe jetzt die weichen Fettläppchen zwischen N. opt. und Rectus later. vorsichtig auseinander, bis man das laterale Bündel der Ciliarnerven erblickt, und finde von letzterem aus, ohne sich zunächst um das übrige Fettpolster und seinen Inhalt weiter zu bekümmern, rückwärts das Ganglion ciliare. Dabei wird nicht geschnitten, sondern nur mit zwei Pinzetten gearbeitet. — Jetzt wird an der hinteren Hälfte der lateralen Wand das Periost und der Ursprung des Rectus lat. bis auf den Boden herunter abgeschabt und der Knochen ebensoweit abgemeißelt, damit der Rectus later. lateralwärts umgelegt und dadurch Raum geschaffen werden könne. An der medialen Fläche des genannten Muskels wird der N. abducens aufgesucht und rückwärts bis in den Sinus cavernosus verfolgt. Nun wird die Radix longa des G. cil. präpariert bis zum Abgange vom Nasocil. bez. bis zu dem noch ungeteilten ersten Ast des Trigeminus; dann die Verbindung des Ganglion mit dem unteren Aste des Oculomotorius.

Bemerkungen zur siebenten Abgabe. — Das „Foramen opticum" ist genau genommen ein Kanal von 6 mm Länge; man müßte es also als „Canalis opticus" mit vorderer und hinterer Öffnung bezeichnen. — Die Unterscheidung in einen N. frontalis und einen N. supraorbitalis hat keinen Sinn. Es ist *ein* Nerv, N. supraorbit., der sich in der Augenhöhle in zwei Zweige teilt, einen dickeren lateralen Ramus lat. und einen dünneren medialen Ramus med. — Das Ganglion ciliare ist ein viereckiges sagittal gestelltes Plättchen mit einer medialen und einer lateralen Fläche, einem oberen, vorderen, unteren, hinteren Rande. Es mißt sowohl von vorn nach hinten wie von oben nach unten 2 mm. Es liegt 10 mm vor der vorderen Öffnung des Can (For.) opt., lateral vom N. opticus, aber mehr der unteren Hälfte des letzteren entsprechend, vor der Stelle, an welcher die A. ophthalm. lateral vom Sehnerven aufwärts steigt. Die Radix longa ist 10 mm lang, vom N. nasociliaris schon dort abgehend, wo sich dieser vom Supraorbit. trennt. Sie geht in die obere hintere Ecke des Ganglion. Eine Radix brevis gibt es zuweilen gar nicht, indem die hintere untere Ecke des Ganglion mit dem an ihr vorbeiziehenden Ramus inf. des Oculomot. verwachsen ist.

8. Abgabe = 2. Abgabe Augenhöhle.

Vorbereitung. — Der obere Augenhöhlenrand und die obere Hälfte des lateralen Augenhöhlenrandes werden, nachdem die an ihnen haftenden Weichteile durch Schaben nach unten geklappt sind, durch zwei schiefe Schnitte herausgesägt, von welchen der eine den oberen Rand genau lateral von der Trochlea trifft, aber diese in ihrer Lage beläßt, der andere den lateralen Rand dicht über Höhe der Lidspalte trifft. Durch untergelegtes Papier wird das Sägemehl aufgefangen. Säubere die Säge sofort nach Gebrauch! — Auch dieser Teil der Präparation muß in einer bestimmten Ordnung ausgeführt werden; auch ist es notwendig, sich die Natur der Tenonschen Kapsel und ihre Beziehungen zu den Nachbargebilden klarzumachen, *ehe man an die Präparation geht.*

a) *Levator palpebrae sup. und Tränendrüse.* — Die Levatorsehne wird dort, wo sie ins Lid eintritt, gesäubert. Darauf wird 5 mm vor dem Übergange des Muskels in die Sehne das obere Blatt der Sehne mit einem kleinen Einschnitt versehen und dieser Schnitt in horizontaler Richtung bis zum Ende der Tasche fortgesetzt. Man legt das obere Blatt zurück bis zu der Stelle, wo beide Blätter noch vereingt sind, nach vorn bis zum Lidrande. Das lockere prätarsale Bindegewebe wird entfernt. Darauf wird im lateralen Abschnitt der Tasche die conjunctivale Tränendrüse sowie Arterie und Nerv gesäubert. Die Haupttränendrüse wird gesäubert. Der N. supratrochl. wird noch einmal vorgenommen.

b) Der N. supraorbit. wird durchschnitten. Der M. levator palp. sup. wird in halber Länge quer durchschnitten, ebenso der Rectus sup. Dabei werden auch die zu ihnen gehenden Arterienzweige durchschnitten. Man findet unter diesen Muskeln die V. ophthalm. sup. wieder und legt dieselbe nach der medialen Seite zurück, nachdem man sie bis zum oberen medialen Augenhöhlenwinkel verfolgte. Man verfolgt jetzt die Nn. ciliares auf der lateralen Seite des N. opticus einzeln bis an die Tenonsche Kapsel heran, wobei man sich hauptsächlich zweier Pinzetten bedient mit denen man die einzelnen Läppchen des weichen Fettes herauszieht. Doch ist selbst dabei Vorsicht nötig, damit man nicht Nerven zerreiße. Zugleich werden die Zweige des lateralen Augenarterienstämmchens bis an den Bulbus bezw. bis an die Tenonsche Kapsel verfolgt. Darauf sucht man, mehr in die Tiefe gehend, am vorderen Rande und an der vorderen unteren Ecke des Ganglion ciliare diejenigen Ciliarnerven auf, welche an die untere Seite des Bulbus und unter dem Sehnerven herum an die mediale Seite gehen, wobei der Konpräparant den Sehnerven mit einem Haken emporzuhalten hat. Ferner findet man auch noch, daß der N. nasociliaris nach Überschreitung des Sehnerven einen Nerven zum Bulbus direkt abgibt, und man präpariert auch das mediale Stämmchen der Augenarterien. N. nasocil. und A. ophthalm. werden bis an den Obliquus sup. heran verfolgt, dieser Muskel aufgehoben und gesäubert, die Teilung des N. nasocil. in ethmoid. und infratrochlearis aufgesucht und der letztere nach vorn verfolgt zusammen mit dem Endstück der A. ophthalmica.

c) Durchschneidung des N. opticus 5 mm vor dem Annulus fibrosus. Zurücklegen des vorderen Stückes desselben nach vorn. Man schneidet jetzt die äußere Scheide der Sehnerven der Länge nach auf, um sich über das Verhältnis der Scheiden zum Sehnerven Klarheit zu verschaffen. Beim Aufheben des Sehnerven findet man auch die A. centralis retinae und präpariert dieselbe. Die drei Zweige des unteren Astes des Oculomotorius werden gesäubert. Sie liegen nebeneinander, der zum Rectus nasalis medial, der zum Obliquus inf. lateral und der zum Rectus inf. in der Mitte.

d) Der M. orbicul. oculi wird in halber Höhe des unteren Lides horizontal durchschnitten und nach unten gelegt, wobei man nachsieht, wie weit derselbe am Knochen entspringt. Man präpariert von vorn her die Scheide des Obliquus inf. und mit ihr in Verbindung den bogenförmigen Zug des Septum orbitale zum unteren Ende des lateralen Randes des Orbitaleinganges; dann wird die Scheide des Muskels aufgeschnitten und die untere Fläche des Muskels bis zu ihrem hinteren Rande präpariert, wo man auf den Nervenzweig trifft. Das Fett am Boden der Augenhöhle wird von vorn her entfernt, wobei man Zweige der A. infraorbit. findet.

e) Jetzt werden noch alle Stellen in der Orbita nachgesehen und von Fett befreit, insbesondere die beiden Winkel zwischen dem Bulbus und dem Ansatz des Rectus nas. und Rectus temp. Dabei wird auch die Hinterseite der Trochlea gesäubert, wobei das früher dargestellte abgespaltene Bündel des Levator in Wegfall kommt. — Nur an der lateralen Wand lasse man das Fett stehen wegen des später dort zu suchenden N. zygomat. — Man durchschneidet jetzt die Tenonsche Kapsel an der oberen Seite des Bulbus und präpariert dieselbe nach den Seiten und nach hinten ganz sorgfältig ab, wobei die Nerven und Arterien am hinteren Pole geschont werden müssen. Man überzeugt sich dabei, daß der Raum zwischen Tenonscher Kapsel und Bulbus mit einem zwar zarten, aber dichten Bindegewebe gefüllt ist, und man trifft die beiden oberen Vv. vorticosae. Auch sieht man im horizontalen Meridian auf der nasalen und auf der temporalen Seite die beiden Irisarterien („Aa. ciliares post. longae") durch die Sclera hindurchschimmern. Man legt die Sehne des Obliquus sup. frei, überzeugt sich von ihrer Ausbreitung auf der Sclera, säubert die Sehne des Obliquus inf. — Nach der Abgabe schneide man die Trochlea auf und überzeuge sich, daß die Sehne nicht frei innerhalb derselben liegt, sondern mit der Wand verwachsen ist.

Bemerkungen zur achten Abgabe. — Der Ursprung des Orbic. oculi am medialen Abschnitt des unteren Augenhöhlenrandes hat eine Länge von 15 mm. — Der *Lev. palp. sup.* breitet sich vorn aus, jedoch nicht symmetrisch: an der lateralen Seite reicht er bis ans Ende des Lides und tritt hier mit einem *Sehnenzipfel* mit dem Knochenrande in Höhe der Lidspalte in Verbindung; an der medialen Seite wird er durch die Sehne des Obliquus sup. aufgehalten, es geht aber häufig von seinem medialen Rande ein schmales Bündel ab, welches an der medialen Seite der Obliquussehne in dem Winkel zwischen dieser Sehne und dem Muskel selbst gegen das Hautgrübchen oberhalb des Lig. palpebr. tritt. Der Lev. palpebrae sup. teilt sich, kurz bevor er sehnig wird, in 2 Blätter, ein oberes, weiterhin vorderes, und ein unteres, weiterhin hinteres. Das obere tritt in die prätarsale Bindegewebsschicht ein und geht nach und nach zwischen den Bündeln des Orbic. oculi hindurch in das subcutane Bindegewebe des oberen Lides, das untere befestigt sich am oberen Rande des Tarsus. Zwischen beiden Blättern findet sich eine Tasche, in welcher man auf der lateralen Seite die conjunctivale Tränendrüse, die A. und den N. lacrimalis trifft. — Die *Trochlea* ist eine gebogene fibröse Röhre, welche am oberen vorderen medialen Winkel der Orbita (siehe am ausmazerierten Schädel und fühle die Fovea trochlearis!) befestigt ist. Die Sehne des Obliquus sup. geht durch sie hindurch, ist aber mit der Wand der Trochlea verbunden. — Die *Tenonsche Kapsel* ist eine fibröse Haut von lokal wechselnder Stärke, welche hinten an dem Ansatz des Sehnerven an den Bulbus beginnt und vorn in das Bindegewebe der Conjunctiva bulbi übergeht. Bei der Präparation von hinten her erhält man von der Kapsel keine klare Anschauung, weil die bindegewebigen Septa des Fettraumes mit ihr zusammenhängen. Der Vergleich mit einer Gelenkpfanne ist insofern falsch, als die Tenonsche Kapsel erstens nicht starr, sondern weich und zweitens von dem Bulbus nicht durch einen freien Raum getrennt, sondern mit ihm durch ein zwar zartes, aber dichtes Gewebe verbunden ist. Auf den Sehnerven setzt sich die Kapsel nicht fort. Von den Sehnen der Augenmuskeln wird sie durchbohrt („Sehnenschlitze"), gibt aber ihrerseits rückwärts an die Augenmuskeln Scheiden ab, die aber nach hinten hin dünner werden und schließlich aufhören. Die Sehne des Obliquus sup. umhüllt sie mit einer mehrblättrigen trichterförmigen Fortsetzung, welche bis an die Trochlea reicht und mit dieser verbunden ist. — Es gibt 2 *Scheiden des Sehnerven*, nicht drei, eine äußere und eine innere. Zwischen beiden ist ein Spalt, in welchem sich ein überaus zartes, aber doch festes Bindegewebe findet; die innere Scheide ist mit dem Nerven fest verwachsen.

— *Zweigfolge der A. ophthalmica*: Ein nach unten gehender Zweig zum Rectus inf. und unteren Teilen der Augenhöhle; aus ihm geht auch die A. centralis retinae hervor; A. lacrimalis; laterales Stämmchen der Bulbusarterien (Aa. ciliares post.); Zweig zum Rectus sup.; Zweig zum Lev. palp. sup.; mediales Stämmchen der Bulbusarterien; Zweig zum Rectus nasalis; Endstück.

9. Abgabe = 3. Abgabe Augenhöhle: N. zygomaticus, N. und A. infraorbitalis.

Vorbereitung. — Der Orbitalinhalt wird im ganzen herausgenommen, d. h. Augenmuskeln, Sehnerv und Bulbus, wobei man nur das Fettgewebe an der lateralen Wand stehen lassen muß. Der Bulbus wird, wenn Mangel an frischen Augen ist, aufbewahrt und an ihm die Bulbuspräparation gemacht (s. Augenpräparation). Das obere Lid wird entfernt, das untere ebenso.

a) *N. zygomaticus.* — Man nimmt das Fettgewebe an der lateralen Wand vorsichtig ab und findet den Zygomat. in der hinteren Hälfte derselben, dem Periost anliegend dicht über dem Boden, zuweilen schon in seine beiden Zweige (Zygom.-fac. und Zygom.-tempor.) geteilt. Man verfolgt beide Zweige nach vorn. Nach hinten bis zum Austritt aus dem zweiten Trigeminusaste wird der Zygomat. erst dann verfolgt, nachdem zuvor der Infraorbitalis präpariert ist.

b) *N. und A. infraorbitalis.* — Man sägt mit einer feinen Säge (Laubsäge) den unteren Augenhöhlenrand rechts und links vom For. infraorbit. ein oder schlägt dieses Stück des Randes und dahinter das Dach des Canalis infraorbit. mit dem Meißel weg. Auch der Rand des Sulcus infraorb. muß mit dem Meißel abgeschnitten werden. Das Periost am Boden der Augenhöhle wird vorher abgeschabt bis an die Fiss. orbit. inf. heran. In dem dichten Bindegewebe, welches die Fissur ausfüllt, ist die Präparation recht schwierig. Um den N. infraorbit. und auch den zygom. bis an den zweiten Trigeminusast zu verfolgen, müssen noch die Knochenbrücke, welche diesen von oben her bedeckt, und das hintere Stück der lateralen Wand weggemeißelt werden. — Die A. infraorbit. wird nachgeputzt vom Abgange aus der Maxillaris int. bis zum Betreten der Augenhöhle.

Bemerkungen zur neunten Abgabe. — Der N. zygomat.-tempor. beschreibt einen Bogen an der lateralen Wand der Orbita, indem er anfangs weiter unten liegt und dann aufwärts biegt. Zygomaticofac. und Zygomaticotemp. können schon getrennt die Augenhöhle betreten und in dieser anfangs dicht nebeneinander verlaufen. — A. und N. infraorbit. treten zusammen am hinteren Rande des Bodens der Augenhöhle; der Nerv kommt von hinten und medial und bleibt in derselben Horizontalebene, die Arterie kommt von unten her und bleibt in derselben Sagittalebene. Der N. zygom. tritt aus dem Infraorbit. 7 mm weiter hinten (medial) aus, bevor dieser den Boden der Augenhöhle betritt.

10. Abgabe: Gehörorgan.

a) *Äußeres Ohr und Tubenknorpel.*

1. *Tubenknorpel,* falls derselbe nicht schon vorher (siehe 2. Trigeminusast) präpariert ist.

2. *Ohrmuschelmuskelchen und Ohrmuschelknorpel* (das Präparat gegen Vertrocknen schützen!).

Das äußere Ohr wird jetzt abgeschnitten und das zu präparierende Stück mit der Säge durch folgende drei Schnitte begrenzt: 1. Frontalschnitt hart vor der Spitze der Schläfenbeinpyramide; 2. Horizontalschnitt 1—1½ Querfinger oberhalb der hinteren Wurzel des Jochbogens parallel mit dieser. (Hieran kann man bei der weiteren Präparation den Horizont erkennen, was für die Orientierung unerläßlich ist.)

3. Das hintere Stück der Seitenwand wird durch einen Schnitt abgesägt in der Mitte zwischen Proc. mastoideus und hinterer Medianebene (nicht dichter am Proc. mastoideus!).

Zwei Präparanten bzw. zwei Gruppen von solchen müssen sich jetzt zusammentun und an dem einen Ohr Meißelpräparat, an dem anderen Sägepräparat machen.

b) *Meißelpräparat.* — *Vorbereitung:* Die Dura wird am inneren Gehörgang rings umschnitten, damit nicht beim Schaben die Dura aus dem inneren Gehörgang und mit ihr Nerv VII und VIII ausgerissen werden. Die übrige Dura wird völlig durch Schaben entfernt. — Bevor man mit der Aufmeißelung beginnen darf, muß man ganz genau alles aufgesucht haben, was an dem unverletzten Schläfenbein zu sehen ist.

1. *Eröffnung des Antrum und der Cellulae mastoideae.* Ziehe mit Bleistift drei Linien auf dem Proc. mastoideus, eine horizontale in Höhe der Spina supra meatum, eine senkrechte hinter dem vorderen Rande des Proc. mastoideus und eine schiefe oberhalb des hinteren Randes des Processus mastoideus. Die Meißelung beginnt in der Mitte des so begrenzten Feldes und dehnt sich, indem immer weiter kleine Stücke abgeschlagen werden, bis an die genannten Grenzen aus, ohne dieselben zu überschreiten und ohne Splitterung zu verursachen. Man nehme den Schraubstock und einen Konpräparanten in Anspruch, damit das Präparat beim Schlagen nicht rutsche. Die Eröffnung

verlangt in allen Fällen Sorgfalt und Besonnenheit und ist in manchen Fällen recht schwierig. Sie gestaltet sich nach dem sehr wechselnden Verhalten des Warzenfortsatzes sehr verschieden. Bald ist der Knochen dünn und brüchig, bald dick und überaus hart; bald sind Antrum und Cellulae eng, bald sehr geräumig; die Incisura mastoidea ist bald eng, bald weit, der Sinus sigmoides bald tief, bald flach. Beim Meißeln sollen alle Knochenbälkchen im Innern entfernt werden, so daß eine vollkommen glattwandige Höhle entsteht. Doch wird gerade durch die beharrliche Durchführung dieser Aufgabe die Gefahr der Verletzung des Sinus vergrößert. Zu befürchtende Beschädigungen sind: Absprengung der vorderen und hinteren Wand des Processus, Verletzung des Sinus sigmoides, Durchbruch in die Incis. mastoidea, Durchbruch in die mittlere Schädelgrube. Die Aufmeißelung wird bis an den Facialiskanal fortgesetzt.

2. *Entfernung des Bodens des äußeren Gehörganges.* — *Vorbereitung*: Man entferne aus dem äußeren Gehörgang Ohrenschmalz und abmazerierte Epidermis, jedoch mit großer Vorsicht, um das Trommelfell nicht zu verletzen. — Die Abmeißelung des Knochens wird in kleinen Stücken vorgenommen und bis an den Ansatz des Trommelfells heran fortgesetzt. Die Haut wird dabei nicht mit dem Knochen zugleich durchschlagen, sondern für sich durchschnitten, aber nicht undurchschnitten herausgezerrt, um nicht das Trommelfell auszureißen. Mit der Freilegung des Trommelfells wird auch die Säuberung desselben von aufliegender mazerierter Epidermis schonend fortgesetzt.

3. *Eröffnung der Paukenhöhle.* — Man zeichnet sich vor dem vorderen Ende des oberen Bogenganges einen kleinen Kreis auf das Tegmen tympani und meißelt hier ein kleines Stück des Knochens mit flachgestelltem Meißel ab, um nicht den unmittelbar unter dem Dach liegenden Hammer zu verlagern. Man hebt dieses Knochenstückchen vorsichtig ab, wobei es sich manchmal als nötig erweist, das Lig. mallei sup. mit einer *feinen* Schere zu durchschneiden. Durch Vergrößerung dieser Öffnung entfernt man allmählich völlig das Dach der Paukenhöhle, wobei man darauf Bedacht nehmen muß, Hammer und Amboß nicht zu dislozieren und das Gelenk zwischen ihnen nicht zu verletzen. Man sieht auch zwischen Hammerkopf und Promontorium auf den Steigbügel und erblickt im vorderen Teil der Paukenhöhle die Sehne des Tensor tympani, häufig eingehüllt in eine horizontale von vorn her kommende Schleimhautfalte.

4. Freilegung des *Musc. tensor tympani.* — Von der Stelle

an, wo die Sehne des Tensor tympani die mediale Wand verläßt, meißelt man nach vorn und medianwärts das Dach des Canalis tensoris tympani ab und legt dadurch den Muskel frei. Da der Muskel an der Wand des Kanales entspringt, so muß man sich in acht nehmen, ihn nicht zu zerreißen. —

5. *Bogengänge.* — Man sucht die Eminentia arcuata auf und meißelt hier den oberen Bogengang so weit frei, daß er eben angeritzt, aber nicht weggeschlagen wird. Dann verfolgt man ihn nach vorn bis zur Paukenhöhle und nach hinten bis zur Verbindung mit dem hinteren Bogengange. Von hier aus geht man dann dem hinteren Bogengange nach bis unten hin. Darauf wird auch der horizontale Bogengang lateral von dem oberen und von dem hinteren freigelegt.

6. Herstellung der Verbindung zwischen Antrum mastoïdeum und Paukenhöhle.

7. *Schnecke.* — Man schlägt die Knochenkante medial von dem oberen Bogengang und von da weiter nach unten gehend das Dach des inneren Gehörganges durch horizontale Schnitte fort und legt dadurch die Schnecke frei, indem deren obere Hälfte entfernt wird.

c) *Sägeschnitt.* — Das Schläfenbein wird im Schraubstock befestigt und durchsägt in einer Ebene, welche unter 45° zum Horizont geneigt ist, und welche einerseits durch den hinteren Rand des Trommelfells, andererseits durch den inneren Gehörgang geht.

Bemerkungen zur zehnten Abgabe. — Bei allen Einzelräumen und Einzelgebilden im mittleren und inneren Ohr muß man sich planmäßig viererlei klarmachen: Gestalt des betreffenden Gebildes, Größe desselben, Lage zu den Körperebenen, Beziehung zu den Nachbargebilden. — Die Verbindung des Antrum mastoideum mit der Paukenhöhle findet man in der vorderen oberen Ecke des Processus mast. — Das Trommelfell steht schief, indem seine laterale Fläche zugleich abwärts und vorwärts gewendet ist. — Die mediale Wand der Paukenhöhle steht nicht rein sagittal, sondern ist lateral- und vorwärts gewendet. — Das Promontorium ist ein rundlicher Wulst an der medialen Wand der Paukenhöhle, welcher durch die Anfangswindung der Schnecke bedingt ist. — Der Canalis musculotubarius liegt horizontal und verläuft von vorn medial nach hinten lateral, wo er sich in die Paukenhöhle öffnet. Er zerfällt durch das Septum can. musculotub. in ein oberes Stockwerk, den Can. tensoris tympani, und ein unteres Stockwerk, die Tuba ossea. — Der Processus cochleariformis wird dadurch gebildet, daß sich das Septum can. musculotub. in die Paukenhöhle fortsetzt und daß oberhalb desselben ein besonderes horizontales Plättchen von der Wand vorspringt. Am Ende gehen beide Platten durch ein gebogenes Verbindungsstück ineinander über. — Der Hammer ist durch drei Bänder befestigt: Ligam. mallei sup., lat., ant. Das Ligam. mallei sup. befestigt sich einerseits an der oberen Seite des Kopfes des Hammers, andererseits am Dach der Paukenhöhle: das Ligam mallei lat. befestigt sich einerseits am Halse des Hammers, andererseits am oberen Rande des Trommelfells; das Ligam. mallei ant. befestigt sich einerseits am Halse des Hammers, andererseits in der Fissura petrotympanica und durch dieselbe hindurch bis an die Spina angularis des Keilbeins. — Der lange Schenkel des Amboß ist abwärts, der kurze horizontal nach hinten gerichtet; der letztere befestigt sich an der oberen Kante der hinteren Wand der Paukenhöhle, oberhalb welcher es in das Antrum mast. geht. — In der Fissura petrotymp. liegen vier Gebilde: Arteria tympanica, Chorda tympani, Proc. ant. mallei und Lig. mallei ant. — Die Chorda tympani geht vom Facialis ab innerhalb des Facialis-Kanales etwas oberhalb des Foramen stylomastoideum, sie geht unter spitzem Winkel aufwärts, betritt die Paukenhöhle durch eine Öffnung der hinteren Wand, welche unmittelbar neben dem hinteren Rande des Trommelfelles liegt, geht dann in einem aufwärts konvexen Bogen nach vorn zwischen Handgriff des Hammers und langem Fortsatz des Amboß, eingeschlossen in die Plica malleol. post., und verläßt die Paukenhöhle durch die Fissura petrotympanica. — Das Vestibulum befindet sich zur Paukenhöhle im Verhältnis eines Hängebodens zum Zimmer, d. h. sein Boden liegt höher als der der Paukenhöhle. Das Vestibulum ist von linsenförmiger Gestalt und hat seinen geringsten Durchmesser zwischen der medialen und lateralen Wand. — Der Aquaeductus vestib., welcher den Ductus endolymph. enthält, ist sagittal und horizontal gerichtet; er mündet vorn im hinteren Abschnitt der medialen Wand des Vestibulum und hinten auf der hinteren Fläche der Schläfenbeinpyramide in halbem Abstande zwischen innerem Gehörgang und Pars mastoidea und zugleich in halber Höhe zwischen oberer und unterer Kante der Pars petrosa. Die hintere Öffnung ist durch eine kleine Knochenschuppe von oben her verdeckt. — Der Zugang zur Schnecke findet sich in der vorderen Hälfte des Bodens des Vestibulum. — Die drei Bogengänge werden unterschieden in oberen, hinteren, horizontalen. Der obere steht rechtwinklig auf der Achse der Schläfenbeinpyramide (*nicht* sagittal); der hintere steht parallel der hinteren Fläche der Schläfenbein-Pyramide (*nicht* frontal); der horizontale liegt horizontal. Das ampulläre Ende des oberen befindet sich vorn, das des hinteren unten, das des horizontalen vorn. Das Crus simplex des oberen und das des hinteren sind zum Crus commune verbunden. — Der Schneckengang hat zweieinhalb bis zwei dreiviertel Umgänge. Die Schneckenspindel (Modiolus) liegt horizontal, mit dem vorderen Ende etwas weiter lateral wie mit dem hinteren, rechtwinklig zur Schlußplatte des inneren Gehörganges. — Das Schneckenloch (Helicotrema), durch welches die Scala tympani und die Scala vestibuli in Verbindung miteinander stehen, kommt dadurch zustande, daß zwar der häutige Schneckengang (Ductus cochlearis membranaceus) bis in die Kuppel der Schnecke hineinstößt, die Lamina spiralis ossea aber, den Hamulus bildend, mit einem konkaven Rande aufhört.

Auge. (Eine Abgabe.)

Gebraucht werden außer dem Besteck noch feine Schere, feine Pinzette, zwei Schielhaken, feiner Pinsel, sauberer weißer Teller.

Vorbemerkung. — Die Präparation, wenn sie recht nutzbringend sein soll, muß an einem frischen (nicht konservierten) Kopf gemacht werden. Da solches Material nur selten zur Verfügung ist, so wird das Präparat nicht oft vergeben, was zu bedauern ist, da es als Vorbereitung für die Augenheilkunde die größte Wichtigkeit hat. Die vollständige Demonstration mit Besprechung nimmt zwei Stunden in Anspruch.

A. *Besichtigung und Präparation an der Leiche*; *Umgebung* des Auges.

1. *Äußere Betrachtung*: Lidränder, Wimpern, Meibomsche Drüsen, Plica conjunctivalis, Caruncula lacrimalis, Puncta lacrimalia. Einführung je eines Haares in die beiden Tränenkanälchen.

2. Durchschneidung der Conjunctiva am Fornix ohne Verletzung der Lider; Aufsuchen und Säubern der sechs Augenmuskeln, vom Obliquus sup. aber nur der Sehne vom Ansatz am Bulbus bis zur Trochlea, während ein Konpräparant mit zwei Schielhaken die Lider in geeigneter Weise zur Seite zieht (Assistieren will auch gelernt sein!). Man beginnt an der nasalen Seite, hakt den Rectus nasalis an und säubert ihn nach hinten, soweit man kommt. Dann in derselben Weise Rectus inferior (Vorsicht: Obliquus inferior!). Ebenso Rectus tempor., wobei der Obliquus inf. erblickt wird, darauf dieser. Anhaken des Obliquus superior und Befühlen seiner Sehne durch das Lid. Darauf Säubern der Sehne bis an die Trochlea heran (Rectus superior nicht verletzen!). Zuletzt Rectus superior.

3. Durchschneiden der vier Recti im Grunde der Augenhöhle, des Obliquus inf. an seinem Ursprunge, der Sehne des Obliquus sup. an der Trochlea, des Nervus opticus im Grunde der Augenhöhle von der nasalen Seite her eingehend. Herausnahme des Bulbus.

B. Das *Auge selbst.* — *Vorbemerkung* hierzu. — Ist man verhindert, die Präparation des Auges selbst gleich anzuschließen und in Ruhe durchzuführen, so muß man hier unterbrechen und das Auge aufbewahren. Dies geschieht am besten, indem man dasselbe in die Augenhöhle zurück tut oder auch in einer weithalsigen verschlossenen Flasche, allenfalls auch, indem man es in ein feuchtes (nicht nasses) Läppchen einschlägt. Auf keinen Fall aber darf es in Wasser aufbewahrt werden, weil sonst alles verquillt.

4. Säuberung der Sehnen sowie der äußeren Sehnervenscheide von Fett; Aufsuchen der vier Venae vorticosae, der beiden Arteriae iridis (= ciliares post. longae). Orientierung über oben und unten, medial und lateral. Zur Orientierung über die Lage des Bulbus hat man folgende Anhaltspunkte: Sehnerveneintritt, Arteriae iridis (cil. post. longae), Ansatz des Obl. sup., Ansatz des Obl. inf. Die beiden Arteriae iridis geben den horizontalen Meridian, der Sehnerveneintritt die mediale Seite, der Obl. inf. die laterale Seite, der Obl. sup. oben.

5. Betrachtung der Schnittfläche des Sehnerven: In der Mitte derselben erblickt man oft ein rotes Pünktchen, nicht die Art. centr. ret., welche zu fein ist, um gesehen zu werden, wohl aber die Vene. Durchschneidung der äußeren Scheide des Sehnerven durch Längsschnitt mit der Schere bis an die Sclera und an dieser durch Ringschnitt. Dann wird die äußere Scheide mit zwei Pinzetten gefaßt und vorsichtig abgezogen, wobei man den Blick auf das überaus zarte Gewebe zwischen beiden Scheiden gerichtet hält. Ist es ganz still im Saal, so kann man das Reißen hören, woraus zu erkennen ist, daß dieses Gewebe trotz seiner Zartheit doch in hohem Maße die Eigenschaft der Festigkeit hat. — Abschneiden des Sehnerven hart am Bulbus. (Wird für die Abgabe aufbewahrt; am besten in einem Gläschen oder allenfalls in einem feuchten Läppchen.)

6. Ablösung der *äußeren Augenhaut* (Sclera mit Cornea). — Dies geschieht in folgender Weise: man macht mit wenig geöffneter Schere einen kleinen Schnitt in die Sclera. Derselbe soll klein sein, um die Chorioidea nicht zu verletzen, und wird am Äquator gemacht, weil hier die Sclera dünner ist wie weiter vorn am Hornhautrande und weiter hinten in der Nähe des Poles. Jetzt wird der eine Arm der Pinzette in den Suprachorioidealraum eingeführt und man dringt mit kleinen Schnittchen einerseits bis an den Sehnerveneintritt, andererseits bis an den Hornhautrand vor, so daß man einen meridionalen Schnitt erhält. — Jetzt erst darf der Bulbus in Wasser eingelegt werden, und es wird von hier an die Präparation unter Wasser fortgesetzt und beendet. Geschähe das Einlegen in Wasser früher, so würde der Glaskörper durch Wasseraufnahme schwellen und die Chorioidea so stark gegen die Sclera gedrückt werden,

daß die Ablösung der äußeren Augenhaut ohne Verletzung der Chorioidea unmöglich wäre. Auch würden durch längeres Liegen in Wasser die inneren Augenteile, insbesondere Netzhaut, aber auch Glaskörper und Linse, verquellen, so daß die ohnehin schon schwierige Präparation unmöglich würde. Legt man dagegen in der angegebenen Phase den Bulbus in Wasser, so saugt sich während der Zeit, die man braucht, um die Sclera zu durchschneiden, und die äußere Augenhaut abzulösen, der Glaskörper mit Wasser voll, und die inneren Augenteile erlangen den Grad von Prallheit, der für die weitere Präparation notwendig ist. — Für die weitere Ablösung der äußeren Augenhaut muß man sich vergegenwärtigen, daß es nur an drei Stellen Verbindungen derselben mit der mittleren Augenhaut gibt: am Hornhautrande (der ringförmige Ursprung des ciliaren Muskels), am Äquator (die Übertrittstellen der vier Vv. vorticosae von der Chorioidea zur Sclera) und am hinteren Pol (der Sehnerveneintritt und die Eintrittstellen der Arteriae chorioideae oder ciliares post. br.). Dies vor Augen wird man die Ablösung durchführen können.

Man macht mehrere Meridionalschnitte, im ganzen deren 4 bis 6, und zwar nun immer am hinteren Pol beginnend, möglichst hart an dem Sehnervenrest, so daß zuletzt gar nichts von Sclera am Pol zurückbleibt. Dabei bedient man sich der groben Schere (die feine ist für diese Arbeit zu schwach). Das gedeckte Blatt derselben wird flach eingeführt und vor dem Schneiden vorsichtig tastend hin und her bewegt, um die zarten Verbindungen zwischen beiden Häuten, besonders aber die Arteriae chor. am hinteren Pole zu durchstreifen und die Bahn für die Schnitte frei zu machen. Bevor man die letzteren anlegt, visiert man ihre Richtung aus, um die Ansatzstellen der Muskeln, die sich ja noch an der Sclera befinden, zu schonen. Die Vv. vortic. werden beim Übertritt von der Chorioidea zur Sclera mit der feinen Schere durchschnitten. Nachdem nun die Sclera ganz frei ist, wird sie mit der Pinzette oder noch besser mit zwei Fingern der linken Hand ergriffen und mittels des Messerstieles der Musculus ciliaris ringsherum am Hornhautrande abgedrängt.

7. Man macht einen radiären Schnitt in die *Hornhaut* bis über die Mitte derselben hinaus, betrachtet auf demselben die „Einfalzung“ der Hornhaut in die Sclera und sucht nach dem Schlemmschen Sinus an der Hornhaut-Scleragrenze. — Darauf wird die äußere Augenhaut mit den an ihr sitzenden Muskeln aus dem Wasser genommen, damit nicht durch längeres Liegen

in diesem die Muskeln verquellen und in derselben Weise wie der Sehnerv aufbewahrt (s. bei 5).

8. *Mittlere Augenhaut.* — Man streift mit dem feinen Pinsel die Lamina suprachorioidea ab, die wie ein flockiger Überzug der Chorioidea anhaftet, und betrachtet die Farbe der letzteren. Dieselbe ist beim Menschen ein helles Braun. Darauf unterrichtet man sich über die Anordnung der Gefäße, die vier Vortices und die von hinten her kommenden Arterien. Daran schließt sich die Ablösung der mittleren Augenhaut, ebenfalls wieder mit Hilfe von Meridionalschnitten. Diese werden mit der feinen Schere gemacht, und zwar nicht so, daß man die Schere vorschiebt, sondern so, daß man die Chorioidea auf die Schere zieht (immer unter Wasser), wodurch man die Verletzung der Netzhaut vermeidet. Sind an der Eintrittsstelle des Sehnerven noch Reste der Sclera stehengeblieben, so müssen diese abgetragen werden, weil sie das Ablösen der Chorioidea hindern. Die Meridionalschnitte müssen, ehe sie gemacht werden, ausvisiert sein, damit die Vortices möglichst nicht zerschnitten werden. Vier Schnitte genügen für die Ablösung der mittleren Augenhaut. Doch gestatten sie noch nicht das Flachlegen der Chorioidea. Deswegen müssen später, nach dem Ablösen, noch einige unvollständige Meridionalschnitte hinzugefügt werden. — Beim Anlegen der Schnitte wird die Chorioidea von der Netzhaut zurückgeschlagen. Dabei kommt eine schwarze Gewebeschicht zutage, welche zum Teil an der Netzhaut, zum Teil an der Chorioidea haften bleibt, zum Teil im Wasser abschwimmt, das „Pigmentepithel der Netzhaut“. — Jetzt faßt man die Chorioidea vorsichtig mit der Pinzette und bewegt sie und damit die noch an ihr haftenden inneren Augenteile sanft im Wasser hin und her. Dadurch läßt sich oft das Corpus ciliare von der Zonula Zinnii abschütteln, sonst muß man mit dem Messerstiel beide voneinanderdrängen, wobei man die Beobachtung macht, daß die dem Corpus ciliare angehörige schwarze Pars ciliaris retinae gewöhnlich zum großen Teil, manchmal gänzlich, auf der Zonula sitzen bleibt, so daß die Falten des Corpus ciliare, wenigstens deren Kanten, weiß sind. — Man entfernt jetzt mit dem feinen Pinsel die Reste des Pigmentepithels der Netzhaut, die noch an der Chorioidea hängen, und beachtet, daß die Innenfläche der Chorioidea nicht die gleiche klarbraune Farbe hat wie die äußere, sondern von einer weißlichen, trüben, unpigmentierten Lage überzogen ist (Choriocapillaris). Man zieht einen Teil der Chorioidea, der einen Vortex enthält, auf den Tellerrand und

betrachtet genauer (Lupe) diese Gefäßfigur. Dann verwahrt man die mittlere Augenhaut mit der äußeren und mit dem Sehnerven (s. bei 5 und 7) bis zur Abgabe.

9. *Netzhaut.* — Man entfernt mit dem feinen Pinsel durch sanftes Streichen die Reste des Netzhautpigmentes von der Netzhaut und gießt nun das Wasser, welches inzwischen ziemlich trübe geworden ist, vollkommen ab, wobei man darauf zu achten hat, daß nicht der verbliebene quallige Rest des Präparates entschlüpfe, und daß nicht beim Zulassen neuen Wassers das Präparat unter den Wasserstrahl gerate und zerrissen werde. Es ist erstaunlich zu sehen, wie klar es sich mit einemmal in dem reinen Wasser ausnimmt.

Man betrachtet zuerst die Netzhaut, ohne etwas an ihr zu machen, und zwar sucht man nach dem gelben Fleck und nach den Gefäßen. Der gelbe Fleck ist, obwohl doch eine ganze Reihe von Tagen seit dem Tode vergangen ist, meist noch nachweisbar, zuweilen sehr deutlich, nur oft in einer durch die Quellung entstandenen Falte versteckt. Zuweilen ist er deutlicher, wenn man den hinteren Pol nach unten dreht und durch die Linse hindurch beobachtet. Die Gefäße, und zwar wohl die Venen und nicht die Arterien, sind, wenn man sich mit dem Präparat etwas beeilt hat, oft noch sehr deutlich durch ihren Blutgehalt erkennbar. Liegt freilich das Präparat länger in Wasser, so wird der Blutfarbstoff ausgelaugt, und dann sind die Gefäße nicht mehr deutlich erkennbar.

Die Ablösung der Netzhaut vom Glaskörper wird mit dem feinen Pinsel ausgeführt. Dies geht manchmal leidlich gut, manchmal wird aber die Geduld auf eine harte Probe gestellt. Mühsam ist es fast immer. Die Ablösbarkeit wird sowohl durch den Zustand des Glaskörpers wie durch den der Netzhaut beeinflußt; auch haftet offenbar die Netzhaut in manchen Fällen auch unabhängig von den kadaverösen Einflüssen fester am Glaskörper wie in anderen Fällen. Will es mit dem Pinsel allein nicht gehen, so muß man mit der Pinzette nachhelfen, wobei man insofern „im Dunkeln tappt", als der Glaskörper und das Wasser, in welchem er schwimmt, ganz gleich durchsichtig sind, man also nicht weiß, wo der Glaskörper aufhört und das Wasser anfängt. In einzelnen Fällen ist der Glaskörper rötlich gefärbt, indem er durch kadaveröse Imbibition Blutfarbstoff aufgenommen hat. Das erleichtert die Arbeit. In Fällen von schlechter Ablösbarkeit muß man die dünneren Randpartien opfern und sich mit dem hinteren Teil der Netzhaut begnügen. Die ganze Netzhaut oder das Reststück wird nun auf einer untergeschobenen Visitenkarte herausgefischt, mit dem Pinsel geglättet und auf der Karte getrocknet, wodurch man zuweilen noch ein gutes Gefäßbild erhält.

10. *Linse.* — Man faßt die Zonula mit zwei Pinzetten an zwei gegenüberliegenden Stellen und zieht in radiärer Richtung vorsichtig auseinander. Dann sieht man, daß an diesen beiden Stellen ein Zwischenraum zwischen Linsenkapsel und Linse auftritt, wodurch die Verbindung der Zonula mit der Linsenkapsel anschaulich wird. — Indem man jetzt mit den Fingern der linken Hand die Linse sanft einsperrt, ritzt man mit der Spitze eines Messers oder mit der Starnadel die vordere Wand der Linsenkapsel und läßt durch leichten seitlichen Druck auf die Kapsel die Linse austreten. Beobachte genau den Vorgang des Austretens! — Man sucht den Kapselriß auf, geht mit einer Sonde oder Pinzette durch ihn in die Kapsel ein und hebt an letzterer den Glaskörper in die Höhe. — Darauf fischt man die Linse aus dem Wasser und legt sie auf einen Daumen, so daß man die Wölbung ihrer einen Fläche erkennen kann, dreht dann die Finger um, so daß sie auf dem Mittelfinger zu liegen kommt, und betrachtet die Wölbung der anderen Fläche. Auch sucht man den „Stern" der vorderen und den der hinteren Fläche auf und beachtet genau die Farbe, die bei alten Leuten bis braungelb sein kann. — Eine weitere Erkenntnis läßt sich noch gewinnen, indem man zuletzt die Linse zwischen Daumen und Mittelfinger zerdrückt und sich dadurch überzeugt, daß der Kern fester ist wie die Rinde. (Doch verliert man dadurch die Linse für die Abgabe.)

Abzugeben sind: 1. Sehnerv mit Scheide; 2. äußere Augenhaut (Sclera und Cornea) mit Muskeln; 3. mittlere Augenhaut (Chorioidea, Corpus ciliare und Iris); 4. Netzhaut auf Karte angetrocknet; 5. Glaskörper mit Zonula und Linsenkapsel; 6. Linse.

Bemerkungen. — Es gibt nur *zwei Scheiden* des Sehnerven, nicht deren drei, eine äußere und eine innere. Die innere ist dadurch, daß von ihr Balken in den Sehnerven eindringen, so fest mit diesem verbunden, daß sie nicht ohne Verletzung des Nerven abgelöst werden kann. — Von dem zarten mehrblättrigen pigmentierten Gewebe zwischen Sclera und Chorioidea wird der an der Sclera zurückbleibende Teil als „*Lamina fusca sclerae*", der an der Chorioidea haftende Teil als „*Lamina suprachorioidea*" bezeichnet. Beide sind aber nur Teile der gleichen Formation. — Die Anordnung der Gefäße der mittleren Augenhaut, sowohl der Arterien wie der Venen, ist von großer Strenge und Symmetrie: die beiden Arteriae iridis („ciliares post.

longae“ schlechte Bezeichnung) liegen im horizontalen Meridian, die *Chorioidealarterien* („ciliares post. breves“ schlechte Bezeichnung) sind gleichmäßig um den hinteren Pol, nicht um die Eintrittsstelle des Sehnerven orientiert, die *Venae vorticosae* sind vier, je eine in jedem Quadranten; doch kommt es vor, daß die Stücke einer Vene sich erst innerhalb der Sclera vereinigen, so daß ihre Zahl vermehrt erscheint. — „*Vortex*“: bei Zinn heißt es „Vortices sive Fonticuli“, also „Sprudel“ (ein von der Anordnung der Zuflüsse dieser Venen genommenes Bild), Venae vorticosae also „Sprudelvenen“. Diejenigen, welche Strudelvenen oder gar Wirtelvenen übersetzen, haben zwar das Lexikon, aber nicht das Präparat zu Rate gezogen. — Die *Choriocapillaris* ist pigmentlos und im frischen Zustande wasserhell. Im Leichenauge aber und noch mehr im Auge, welches etwas im Wasser gelegen hat, ist sie gequollen und dadurch trübe. — Das *Pigmentepithel* der Netzhaut wurde früher, weil es beim Präparieren des Auges großenteils an der Chorioidea haften bleibt, dieser zugerechnet und als „Tapetum nigrum“ der Chorioidea bezeichnet; durch die Entwicklung ist aber die Zugehörigkeit zur Netzhaut klargestellt. — Die *Netzhaut* ist in dem hinteren Abschnitt bemerkbar dicker und dadurch widerstandsfähiger wie in dem vorderen, weil in ersterem die Nervenfaserschicht dicker ist. — Der Name der „*Zonula Zinnii*“ hat sich erhalten, obwohl die Vorstellung über die Natur derselben sich durch geeignete mikroskopische Schnitte gewandelt hat. Die Zonula Zinnii ist nicht, wie man früher glaubte, eine hin und her gefaltete Haut, sondern ein Faserwerk, welches sich einerseits an den Seitenflächen und Kanten der Falten des Corpus ciliare, andererseits am Äquator der Linsenkapsel befestigt. Doch bleibt ein Teil der Faltenzwischenräume, die „Recessus camerae posterioris“, von diesem Faserwerk frei. — Die Vorstellung über den sogenannten „*Petitschen* Kanal“ hat sich mitgewandelt. Wir müssen jetzt von einem Petitschen „*Raum*“ sprechen und nicht mehr von einem Kanal, weil erstens dieser Raum nach vorn nicht durch eine Haut abgeschlossen ist, zweitens weil er nicht „leer“, d. h. nur mit Flüssigkeit gefüllt, sondern von dem Faserwerk eingenommen ist. — Über die Natur des Glaskörpers erhält man an menschlichen Leichenaugen keine deutlichen Vorstellungen. Man muß dafür frische Augen großer Säugetiere zu Hilfe nehmen. Tut man den Glaskörper eines solchen Auges in ein Gazebeutelchen und preßt ihn, so tropft eine Flüssigkeit ab („Glaskörperflüssigkeit“) und es bleibt ein winziger unansehnlicher Rückstand, der aber doch bemerkenswerte mechanische Fähigkeiten hat. Der Rückstand aus einem Ochsenauge ist imstande, zwei Pinzetten und eine Schere zu tragen. Durch diesen einfachen Versuch ist nicht nur erwiesen, daß der Glaskörper aus zwei Substanzen, der Glaskörperflüssigkeit und dem Glaskörperfaserwerk (-gerüstwerk), besteht, sondern es ist auch die mechanische Fähigkeit des Glaskörpers vor Augen geführt, worüber mikroskopische Schnitte und Vergrößerungen uns gar nichts sagen können.

Situs cavi cranii. (Eine Abgabe.)

Vorbereitung. — Die Präparanten haben Schädeldach und Schädelbasis zu lernen; vorher sollte es nicht gestattet sein, mit der Präparation des Situs zu beginnen.

A. Präparation bis zur Herausnahme des Gehirns und Herausnahme desselben.

1. *Betrachtung der Kopfform* von der Seite, von vorn, von oben.

2. Senkrechter *Schnitt durch die Kopfschwarte*, der in einer unmittelbar hinter den Ohren liegenden Frontalebene bis zur halben Höhe der Ohren hinabführt. Die gesamten Weichteile bis auf den Knochen, auch der M. tempor., werden nach vorn und hinten zurückgelegt bis zu einer Ebene, die vorn einen Finger breit über Augenhöhlenrand und hinten durch die Protuber. occ. ext. verläuft; das Schädeldach mittels Schabers gesäubert. Erneute Betrachtung der Kopfform; Nähte, Forr. parietalia, manchmal Narben.

3. Für das *Absägen des Schädeldaches* zeichnet man erst die Sägeebene mit Bleistift auf das Dach. Die Ebene soll vorn fingerbreit über Augenhöhlenrand und seitlich in Höhe der oberen Ränder der leicht emporgezogenen Ohren verlaufen. Die Präparanten sollen selbst diese Arbeit ausführen und sie nicht durch den Saaldiener ausführen lassen. Achte darauf, daß die Ebene nicht zu hoch liege, und daß nicht ihr hinteres Ende ansteige! Die das Schädeldach haltende Hand werde durch ein Tuch geschützt. — Betrachtung der *Innenfläche* des Schädeldaches: Impress. digit., arterielle und venöse Sulci meningei, Sinus sagitt., Pacchionische Grübchen, Nähte. Betrachtung des Durchschnittes: Dicke des Schädeldaches, äußere und innere kompakte Lamelle, Diploë. Schätzung der Schwere.

4. Betrachtung der *Dura*: Pacchionische Granulationen, A. meningea media. Kleiner Einschnitt in den Sinus longit., Herausziehen der Gerinnsel. Dann ganze Eröffnung des Sinus, Auswischen desselben, Sondierung der Vv. cerebr., Pacchionische Granulationen im Sinus.

5. *Durchschneidung der Dura* auf der rechten Seite mit der Schere bis vorn und bis hinten an die Falx heran, Zurücklegen derselben mit spitzen Fingern gegen die Mitte, Durchschneidung der Vv. cerebr. an der Einmündung in den Sinus. Zurücklegen eines Stückchens der Pia, Ausschneiden eines kleinen Teiles der

Hirnrinde, um die Farbe derselben kennenzulernen. Dasselbe links. Zusammenlegen der Dura von der rechten und linken Seite auf der Mitte.

6. Man faßt die *Falx* vorn mit Daumen und Zeigefinger der linken Hand, schneidet sie, ohne an ihr zu ziehen, mit wenig geöffneter Schere an der Crista galli ab und legt sie bis hinten hin zurück, schlägt sie auch noch hinter das Hinterhaupt.

7. *Herausnahme des Gehirns* in zwei Zeiten: a) bis zur Durchschneidung des III. (auch des IV. und des VI.); b) Rest. Zwischen a) und b) *Lagewechsel.* Während des ersten Aktes ist das Gehirn nach oben gewendet, was dadurch erreicht wird, daß die Leiche bis zu den Schultern direkt auf dem Tisch aufliegt und daß zwei Klötze übereinander unter den Nacken geschoben werden. Die Durchschneidung der Nerven wird mit einem scharfen schmalen Messer gemacht, aber es wird auch die Schere zur Hand gelegt, da mit nicht hinreichend scharfem Messer oder — wenn das Gehirn weich ist — selbst mit scharfem Messer die Nerven nicht glatt durchschnitten werden können. Die Nerven werden genau quer durchschnitten, Nebenverletzungen müssen vermieden werden.

Ausführung. — Man hebt mit dem Zeigefinger der linken Hand den rechten Frontallappen an und erblickt an seiner Unterseite den r. Bulbus olf.; dieser wird mit dem Messerstiel von der Lamina cribr. abgehoben und an das Gehirn angelegt. (Oft hebt er sich ganz von selbst ab); ebenso links. Dann rechts N. opt. durchschnitten, ebenso links. Rechte Carotis int., linke (sie sind bei alten Leuten in der Regel verkalkt und können dann nur mit der Schere durchschnitten werden); Stiel der Hypophysis; N. III. rechts, links. Man durchschneidet auch gleich den r. und l. VI. und, wenn der IV. am Rande des Tentorium frei sichtbar ist, auch ihn.

Der *Lagewechsel* wird in folgender Weise vorgenommen: während der Präparant den Kopf der Leiche in die Höhe hält, schiebt ein Konpräparant die beiden Klötze, welche bisher unter dem Nacken lagen, unter den oberen Teil des Thorax. Dann legt der Präparant die drei mittleren Finger der linken Hand fest an das Hinterhaupt und den gespreizten Daumen und kleinen Finger an das Gehirn, so daß dieses seitlich gestützt ist. Dann läßt der Präparant, während er seine linke Hand in fester Verbindung mit dem Schädel erhält, den Kopf der Leiche sinken, so daß nun das Gehirn durch seine eigene Schwere sich nach hinten senkt und die Nerven zwischen ihm und der Schädelbasis sichtbar und gespannt werden. Darauf setzt man die Präparation in folgender Weise fort: VI. r. und l. (falls nicht schon vorher durchschnitten). Man streift jetzt mit dem Zeigefinger der r. Hand unter dem r. und l. Temporallappen hin, schneidet kleine Vv. cerebrales, die gelegentlich in den Sinus alae parvae eintreten, durch. Dann tastet man mit dem Zeigefinger der r. Hand die obere Kante der Schläfenbeinpyramide, stößt hart an ihr das Messer durch das Tentorium und schneidet mit der Messerspitze sägend, d. h. die Messerspitze auf- und abführend, bis zum lateralen Ende der Schläfenbeinpyramide und noch etwas weiter nach hinten den Tentoriumansatz durch, indem man mit dem kleinen Finger der linken Hand das Gehirn nach links hinüberdrängt. Dann durchschneidet man auch das mediale Stück des Tentoriumansatzes und damit den IV. (falls noch nicht durchschnitten) und Trigeminus. — Dasselbe wird auf der linken Seite gemacht, nur mit dem Unterschiede, daß hier das Gehirn während der Durchschneidung des Tentoriumansatzes mit dem Daumen der linken Hand nach rechts hinübergedrängt wird. Dann werden durchschnitten VII. und VIII. und mit ihnen A. audit. int. rechts und links; IX., X., XI., r. und l. Man faßt jetzt das Messer ganz hinten fest mit Daumen, Zeigefinger und Mittelfinger, führt es in den Rückenmarkskanal und durchtrennt von links nach rechts mit einem Zuge das Rückenmark, dann die A. vertebr. dextra und die A. vertebr. sin. — Jetzt legt man das Messer weg, führt die drei Mittelfinger der rechten Hand in die Schädelhöhle ein und krabbelt sich mit ihnen hinter das Kleinhirn. Ist dies erreicht, das Gehirn also zwischen r. und l. Hand sicher eingeschlossen, so zieht man nun beide Hände, indem man die Haltung derselben zueinander nicht verändert, mit dem zwischen ihnen eingeschlossenen Gehirn von der Schädelbasis ab, wobei die linke Hand das Hinterhaupt fahren läßt. Das Gehirn legt man in das bereitgehaltene Schädeldach. Ist es frisch und fest genug, so wird es zur Härtung und Aufbewahrung gegeben.

B. *Präparation an der Schädelbasis.*

Vorbereitung. — Man drückt den Kopf nach hinten hinab, um Blut und Cerebrospinalflüssigkeit abfließen zu lassen, tupft die Reste dieser Flüssigkeiten aus. Dann stellt man die Anfangsstellung der Leiche wieder her, d. h. man legt die Leiche flach und schiebt die beiden Klötze unter den Nacken, so daß die Schädelbasis horizontal und nach oben schaut.

Es darf nicht sogleich mit dem Schneiden begonnen werden,

sondern müssen aufgesucht werden: Crista galli mit dem Ansatz der Falx, Lamina cribr., der II. bis XII. Hirnnerv, Aa. car. int., Aa. ophthalm., Aa. vertebr., Stiel der Hypoph., Diaphragma sellae, Schnittlinie des Tentorium an der oberen Kante der Schläfenbeinpyramide bis an das mediale Ende heran. Die Präparation darf nicht anfangen, bevor nicht alle diese Teile klar erkannt sind. Dabei dürfen die Nerven nicht zwischen die Pinzette genommen oder gar gequetscht werden; sie sind zu weich, um eine solche Behandlung zu vertragen. Am meisten Schwierigkeit macht IV. Sieht man ihn nicht gleich, so muß man ihn in folgender Weise suchen: man geht an der Ansatzlinie des Tentoriums an der oberen Kante der Schläfenbeinpyramide bis zu deren medialem Ende, faßt hier den Tentoriumrest ganz dünn und legt ihn nach vorn und nach der lateralen Seite. Dann erblickt man den Stumpf des IV. oder doch die feine Öffnung, in welche dieser zurückgeschlüpft ist, falls er zu kurz durchschnitten war.

Die Präparation zerfällt in zwei Akte: 1. die Präparation am Sinus cavern. und in seiner nächsten Umgebung, 2. Eröffnung der übrigen Sinus.

1. *Akt.* — Es ist ein grober Fehler, wenn der Präparant planlos an die Präparation geht in der Meinung, daß sich alles schon von selbst bei der Präparation finden werde; er darf also nicht mit dem beginnen, was ihm gerade in die Augen fällt. Er darf auch die Nerven nicht aus der Lage bringen; die Nerven sollen gar nicht angefaßt werden, es soll ein *Situs-Präparat* werden. Das Messer wird steil gehalten und scharf an den Nerven hingeführt, nicht zu weit lateral und nicht zu weit medial. Im ersteren Falle bleiben Durareste stehen und die Nerven kommen nicht klar hervor, im zweiten Falle werden die Nerven verletzt.

Der Gang der Präparation ist folgender: Man legt den IV. frei, das Messer an der lateralen Seite desselben entlang führend, bis man den III. erreicht. Dann geht man auf diesen über, wobei man ein schmales Durabrückchen stehen läßt, um die Durchtrittsstelle des Nerven zu kennzeichnen; verfolgt den III. bis an den Proc. clin. ant. heran; kehrt auf den IV. zurück, der hier (konstant!) eine Biegung nach unten ausführt, um sich an den ersten Trigeminusast anzulegen, präpariert den ersten Trigeminusast. Dann schneidet man den Sinus petrosus superior auf der oberen Kante der Schläfenbeinpyramide auf, durchschneidet auch den Boden dieses Sinus an seinem medialen Ende, wodurch man in den Meckelschen Raum kommt, vervollständigt die

Präparation des ersten Trigeminusastes. Nun kommt der schwierigste Teil der Präparation, weil man unter den kleinen Keilbeinflügel gehen muß, um die Dura am Rande der Fiss. orb. sup. abzuschneiden. Dies ist schwieriger bei weit nach hinten überstehendem Knochenrand, leichter, wenn dieser flach ist. Ist die Dura hier freigemacht, so durchschneidet man sie auf dem Knochen nach hinten hin bis an die A. meningea media bez. deren vorderen Ast, ohne aber dieses Gefäß zu verletzen. Vielmehr geht man hart am vorderen Rande desselben medial- und rückwärts bis zum For. spin. Jetzt ist es leicht, die Dura vom Knochen abzuziehen. Man löst sie ab vom zweiten Trigeminusast, dann vom dritten Trigeminusast und dann noch von der oberen Fläche der Schläfenbeinpyramide bis an den Hiatus can. Fallopiae, um den N. petr. superf. major freizubekommen. Die Gegend des For. spin. wird noch etwas nachgeputzt, wobei man sich hüten muß, die A. men. media zu verletzen. Ist die Präparation gut ausgeführt, so hat man alle Nerven sauber in ihrer Lage und einen Duralappen, der auf der oberen Fläche der Schläfenbeinpyramide noch hängt und glatt wieder angelegt werden kann. Zuletzt muß man sich umschauen nach dem VI., der im Inneren des Sinus cavern. liegt. Manchmal sieht man ihn gleich, sonst muß man den IV. etwas nach oben und den ersten Trigeminusast etwas nach unten drängen, und man erblickt ihn dann, wie er an der lateralen Seite der Car. int. vorbeizieht. Manchmal ist er durch Blut oder Gerinnsel verdeckt; das Blut muß man durch ein trockenes Läppchen oder durch Fließpapier austupfen, Gerinnsel herausziehen.

2. *Akt*: *Sinuseröffnung*. — Man schneidet nacheinander auf: Sinus sigm. und transvers. vom For. jugul. bis zur Protuber. occip. int., Sinus petr. inf. vom Sinus cavern. bis zum For. jugul., Sinus occip., Sinus rectus.

Bemerkungen. — Die Nähte müssen in jedem Falle sowohl auf der Außenfläche wie auf der Innenfläche des Schädeldaches nachgesehen werden, weil sie sich in sehr vielen Fällen auf beiden Flächen verschieden verhalten; in vorgerückterem Alter sind sie auf der Innenfläche in der Regel verstrichen, auf der Außenfläche dagegen in der Hälfte der Fälle noch offen. Die *Lam. cribr.* ist manchmal flach, manchmal dagegen so vertieft, daß man den Bulbus olf. nicht herausheben kann. — Die *A. ophthalm.* tritt aus durch das For. opt. an der unteren Seite des Sehnerven. — Die *A. vertebr.* ist zuweilen auf einer Seite schwach. — Die Teilung der *A. men. media* in ihre beiden Äste liegt zuweilen dicht am For. spin., zuweilen höher oben. — Der *Sin. petr. sup.* mündet in den Sinus cavern. zwischen N. IV. und 1. Ast des V. — Der *Sinus petr. inf.* verbindet den Sinus cavern. mit dem For. jugul. — Der *XII.* ist oft beim Eintritt in die Dura noch in mehrere Fäden geteilt. — Im *Meckel-*

schen Raume liegt das Ende des Trigeminusstammes, aber nicht mehr das Ganglion Gasseri; dieses ist bereits mit der Dura verwachsen. — Durch die *Fiss. orbit. sup.* gehen hindurch: III., IV., VI., 1. Ast des V., V. ophthalm. sup. — Der *Sinus cavern.* hat eine obere, eine untere, eine mediale und eine laterale Wand. Die mediale und die untere Wand sind durch Knochen (durch den Körper des Keilbeins) begrenzt. Der III. liegt in der oberen Wand des Sinus (*nicht im Sinus*), der IV. liegt an der Kante, welche die obere und die laterale Wand miteinander bilden, der 1. Ast des V. liegt in der lateralen Wand, der VI. ist der einzige Nerv, der im Inneren des Sinus liegt, er findet sich hier an der lateralen Seite der Carotis interna.

Gehirn. (3 Abgaben.)

Vorbereitung. — Gebraucht werden außer dem Besteck: feine Pinzette, feine Schere, Gehirnmesser. — Die Präparation wird auf einem feuchten Tuch gemacht; die Teile, die gerade nicht präpariert werden, müssen feucht eingeschlagen gehalten werden.

1. Abgabe: Oberfläche, Arachnoides, Pia, Gefäße, Nerven.

a) *Erste Orientierung.* — Teile des Gehirns, Aa. vertebrales, carotis int., die 12 Hirnnerven. Der *Trochlearis* ist aufzusuchen in dem Spalt zwischen Pons und Temporallappen des Großhirns; er ist der einzige Hirnnerv, der dorsal entspringt.

b) *Arachnoides, Gefäße.*

1. *Oberseite des Großhirns.* — Über einer Furche wird die Arachnoides eingeschnitten und nach beiden Seiten auseinander gelegt. Man überzeugt sich, daß auf den Gyri Arachnoides und Pia nicht zu trennen sind, daß dies aber über bez. in den Sulci der Fall ist, indem die Arachnoides die Furchen überspringt, die Pia in dieselben hinabsteigt. Es genügt, die Präparation an einem kleinen Stück der Oberfläche zu machen.

2. *Basis.* — Die von der Arachnoides überbrückten Zisternen werden eingesehen und dann die Arachnoides in Stücken entfernt. Dabei muß man beständig die Schere in der Hand behalten und die Arachnoides von den Nerven abschneiden. Denn diese sind, indem sie durch die Arachnoides hindurchtreten, mit dieser verwachsen und werden daher, wenn man mittels der Arachnoides einen Zug auf sie ausübt, abgerissen, und zwar am Austritt

aus dem Gehirn, da sie dieses mit feinen Fädchen verlassen, die sich erst außerhalb zu den Nerven zusammenlegen.

Der *Circulus arter.* wird im ganzen abgehoben, nachdem die zutretenden und abgehenden Gefäße durchschnitten sind. Auch die kleinen unbenannten Gefäße werden durchschnitten; leisten Gefäße Widerstand, so sind sie nicht herauszureißen, sondern mit der Schere zu durchtrennen. Ein Konpräparant leistet Hülfe, indem er die Hirnteile schonend auseinanderzieht. Der Gang ist folgender: Beide Aa. vertebr. werden aufgehoben, die A. spin. ant. dort, wo sie schon aus der rechten und linken zusammengetreten ist, durchschnitten, die A. cerebelli inf. post. d. und s. durchschnitten. Die A. basil. wird aufgehoben, A. cerebelli inf. ant. und event. auditiva int. durchschnitten. Die A. cerebelli sup. und die cerebri prof. (post.) werden zwischen Pons und Temporallappen durchschnitten und nach der medialen Seite gelegt; ein Konpräparant biegt dabei den Temporallappen nach vorn (Vorsicht: der N. III. liegt zwischen beiden Arterien!). Die Fossa Sylvii wird eröffnet durch Spaltung der dieselbe überbrückenden Arachnoides, ein Konpräparant biegt dabei Frontal- und Temporallappen auseinander; die A. fossae Sylvii wird in der Fossa aufgesucht, und da sie schon in Äste geteilt ist, werden diese einzeln durchschnitten, die Arterie nach der medialen Seite geschlagen. Vor dem Chiasma wird der Längsspalt zwischen beiden Fronttallappen durch Spaltung der denselben überbrückenden Arachnoides eröffnet, wobei ein Konpräparant beide Hemisphären auseinanderhält; jede der beiden Aa. cerebri ant. (Corporis callosi) wird durchschnitten und nach hinten geschlagen. Darauf wird erst die eine, dann die andere dieser beiden Arterien über den gleichseitigen Sehnerven nach hinten gelegt bez. es wird der Sehnerv unter der Arterie nach vorn geschoben (Vorsicht, daß nicht die Lamina terminalis verletzt werde!). Zuletzt ist noch die A. chorioidea rechts und links zu durchschneiden. — Der herausgenommene Arterienkranz mit den Gefäßstümpfen wird mit Nadeln auf einer Karte festgesteckt oder angenäht und die Namen an die Gefäße geschrieben.

c) *Pia, Furchen und Windungen, Nerven.*

1. *Großhirn.* — Die Pia wird in Stücken entfernt. Man arbeitet mit zwei Pinzetten, wobei man aufs sorgfältigste vermeidet, die Hirnsubstanz zu berühren. Auch aus der Tiefe der Furchen wird die Pia entfernt, wobei man dieselbe senkrecht zur Oberfläche herausziehen muß, nicht schief zu dieser, um nicht Eindrücke in die Gyri zu machen und dadurch das Bild derselben

zu stören. Leisten Gefäße Widerstand, so werden sie mit der Schere durchschnitten und in Stücken herausgenommen. Aus dem queren Hirnspalt darf die Pia nicht unvorsichtig und zu gründlich herausgezogen werden, weil sonst die Tela chor., welche das Dach des dritten Ventrikels bildet, herausgerissen werden würde. Das Kleinhirn braucht nicht völlig gesäubert zu werden und kommt später dran. Vermeide hier insbesondere die Verletzung des Daches des IV. Ventrikels! — Nachdem das Großhirn gesäubert ist, werden die Furchen und Windungen aufgesucht, zuerst diejenigen Furchen, durch welche die Lappen abgegrenzt werden: Fiss. Sylvii, Sulcus centr., Fiss. parieto-occip.; dann innerhalb der Lappen die übrigen Furchen und die Windungen. Vergiß auch nicht die Insel!

2. *Medulla obl., Pons, Bodenplatte des III. Ventrikels, Hirnnerven.* — Man faßt mit der feinen Pinzette die Pia an der Schnittfläche des Rückenmarkes und durchschneidet mit der feinen Schere, ohne die Gehirnsubstanz zu verletzen, die Pia in Mittellinie bis an den hinteren Rand der Brücke heran, fügt dann einen queren Schnitt am hinteren Rande der Brücke hinzu, ohne den VI. zu verletzen, und zieht den kleinen Pialappen mit zwei Pinzetten ab bis an den XII. heran, ohne diesen abzureißen, schneidet den Lappen weg neben dem XII. Dann legt man den XII. und die vordere Wurzel des ersten Spinalnerven medianwärts hinüber, wo ein Konpräparant sie mit leicht aufgelegtem (nicht angedrücktem!) Messerstiel festhält. Dann macht man einen neuen Längsschnitt an der lateralen Seite des XII., also auf der Olive, durch die Pia, die hier sehr dünn ist, und fügt wieder einen Querschnitt diesmal hinter dem VII. und VIII. hinzu, zieht den kleinen Pialappen seitwärts ab bis an den Austritt des IX., X., XI. und schneidet ihn hier ab. Hier müssen auch die feinen Gefäße, welche zwischen den Nervenwurzeln hindurchtreten, teils herausgezogen, teils abgeschnitten werden, was besondere Sorgfalt erfordert, da diese Gefäße nicht dicker sind als die Nervenwurzeln und daher leicht mit ihnen verwechselt werden können. Doch lassen sie sich dadurch unterscheiden, daß die Gefäße rötlich-grau, die Nerven weiß bez. (am konservierten Präparat) gelblich-weiß sind. — IX., X., XI. werden nach der ventralen Seite gelegt, und man erblickt nun eine blumenkohlähnliche Masse, die Fortsetzung des Plexus chor. vom Dach des IV. Ventrikels auf das Dach des Recessus lat. ventr. IV. Mit einer feinen Sonde sucht man hier den Zugang zum IV. Ventrikel. Den Boden des Rec. lat. d. h. das unmittelbar dorsal vom IX., X., XI. gelegene Velum

med. inferius, sieht man gewöhnlich nicht, da es meist zu zart ist, um erhalten zu werden. — Man legt den VI. nach hinten, macht einen Querschnitt durch die Pia vor diesem Nerven und einen Längsschnitt durch dieselbe in Mittellinie, nimmt die Pia ab, zieht die feinen Gefäße, welche senkrecht zur Oberfläche eindringen, heraus, schont den V. — Der Hirnschenkel ist leicht zu säubern, doch muß an der medialen Fläche desselben der III. geschont werden. Die feinen Gefäße, welche zahlreich in die Subst. perf. post. eindringen, werden herausgezogen. Corpora mamm. und Tractus opt. sind leicht zu säubern, dagegen haftet die Pia fester am Tuber cin. und an der Lamina termin. cinerea und bleibe hier stehen, um nicht diese dünnen Wandstellen zu zerreißen. — Noch beherzige der Präparant vor der Inangriffnahme dieses Teiles der Präparation folgendes: Die am meisten gefährdeten und daher mit besonderer Vorsicht zu behandelnden Gebilde sind von Nerven der XII., VI., IV., III.; von anderen Gebilden Deckplatte des IV. Ventrikels, Deckplatte des dritten Ventrikels, Tuber cin., Lam. term. cin.

Bemerkungen zur ersten Abgabe. — Die A. auditiva int. entspringt entweder selbständig oder mit der A. cerebelli inf. ant. vereinigt aus der A. basilaris. — Fünf von den Furchen des Großhirns sind durch die Bezeichnung von „*Fissuren*" ausgezeichnet: Fiss. Sylvii, Fiss. parieto-occip., Fiss. calcarina, Fiss. hippocampi, Fiss. chorioidea. — Die *Fiss. Sylvii* teilt sich in drei Äste, einen Ramus ant., asc. und post.; der Ramus ant. und asc. variieren individuell. Die Fiss. Sylvii beginnt mit der Fossa Sylvii. — Das *Operculum* ist der Abschnitt des Frontal- und Parietallappens, der von oben her über die Insel herabhängt. — Die *Brocasche Windung* oder das Zentrum der artikulierten Sprache liegt auf der linken Seite und besteht aus drei Stücken: der Pars. orbit., P. triang., P. opercul. — Die *Insel* oder der Stammlappen ist derjenige Abschnitt der Hirnrinde, welcher den großen Hirnganglien entspricht. Sie liegt in der Fossa Sylvii versteckt, verdeckt durch das Operculum, hat die Gestalt eines Dreiecks mit oben gelegener Basis und unten gelegener abgerundeter Spitze, steht schief, indem die Spitze weiter seitlich liegt wie die Basis und ist von fünf senkrechten Wülsten eingenommen. — Austrittsstellen der zwölf Hirnnerven: Der *Tractus olfact.* tritt aus am vorderen Rande der Subst. perf. ant. — Der *Tractus opt.* kommt z. T. aus dem Corp. genic. lat., z. T., an dem Corpus genic. med. vorbeiziehend, aus dem oberen Vierhügel. — Der *Oculomotorius* tritt aus im Sulcus oculom. aus der medialen Seite des Hirnschenkels dicht vor dem vorderen Rande der Brücke. — Der *Trochlearis* tritt aus neben dem Velum medull. sup., unterhalb des unteren Vierhügels durch den oberen Kleinhirnschenkel. Er hat zwei Eigentümlichkeiten: erstens ist er der einzige Hirnnerv, der dorsal austritt, zweitens liegt sein Kern auf der gegenüberliegenden Seite. Die beiden Trochleares kreuzen daher im Velum med. ant. — Der *Trigeminus* tritt aus am vorderen Rande des Crus cerebelli ad pontem. — Der *Abducens* tritt aus am hinteren Rande der Brücke, zwischen Brücke und Pyramide. — *Facialis* und *Acusticus* treten aus am hinteren Rande des Crus cerebelli ad pontem. — *Glossopharyngeus* und *Vagus* treten aus durch das Corpus restif. — Der *Accessorius* tritt z. T. an derselben Stelle aus, z. T. kommt er vom Halsmark herauf. — Der *Hypoglossus* tritt aus in der Furche zwischen Pyramide und Olive.

2. Abgabe: Seitenventrikel, Corpus call., Fornix, Tela chorioides mit Plexus, Mittelhirn.

a) *Eröffnung des Seitenventrikels.* — Man mißt mit dem Messerstiel den Abstand des Balkens von der Kante des Hirnmantels und schneidet dann auf der rechten Seite in Höhe der oberen Fläche des Balkens mit dem Hirnmesser horizontal hindurch; lieber etwas zu hoch, auf keinen Fall zu tief, denn der Boden des Ventrikels stößt auf der lateralen Seite mit dem Dach unter ganz spitzem Winkel zusammen, und man würde gleich den Boden verletzen, wenn man auch nur einen mm zu tief schnitte.

Auf dem abgeschnittenen Stück besieht man das Zentrum semiovale, sucht nach Vic d'Azyrschen Streifen in der Rinde des Occipitallappens; auch säubert man die mediale Fläche der linken Hemisphäre nach und sucht auf ihr die Furchen und Windungen auf. Ist der Ventrikel nicht gleich beim ersten Schnitt angeschnitten worden, so trägt man weiter dünne Scheiben ab, bis man eine kleine Öffnung bekommt. Bei der weiteren Eröffnung geht man zuerst nach vorn, weil hier der Ventrikel tiefer wird, also eine Verletzung des Bodens nicht zu fürchten ist, während nach hinten hin Fornix und Tela unmittelbar unter dem Dach liegen. An der medialen Seite macht man einen sagittalen Schnitt einen halben Finger breit von der Mittelebene entfernt, auf der lateralen Seite führt man bogenförmige Schnitte, die sich an den Rand des Schweifkernes anschließen, und setzt dies bis zum vorderen Ende des Vorderhornes fort. Auch wird das Stückchen der Rinde, welches das Balkenknie verdeckt, weggenommen. Man geht dann nach hinten, vorsichtig, um nicht den Fornix zu verletzen und den Plexus mit der Messerspitze anzuhaken und aus der Lage zu reißen. Daran schließt sich die Eröffnung des Hinterhorns, indem man dessen laterale Wand wegnimmt, und die des sogen. „Unterhornes“, in welches man von der Seite her eindringt. Ein oberer Randstreifen des Temporallappens bis an den Sulcus temp. I. heran und ein ebenso breiter unterer bleiben stehen, dazwischen wird die Rinde und die Wand des Ventrikels fortgenommen. Man schließt sich bei der Eröffnung an den Schweif des Schweifkerns an. Der Plexus darf nicht aus der Lage gebracht werden.

b) *Herausnahme des Balkens.* — Man führt ein spitzes Messer horizontal unter dem Balken hindurch, also dort, wo das Septum pelluc. an den Balken ansetzt, trennt das Septum vom Balken bis an das Balkenknie heran und durchschneidet auch dieses. Dann hebt man das vordere Ende des Balkens in die Höhe, vorsichtig, weil der Balken quergefasert ist und beim Aufbiegen leicht durchbrechen kann. Weiter nach hinten schneidend, trennt man den Balken von dem hinteren Stück des Septum pell. und vom Fornix. Da wo die beiden Hälften des Gewölbes auseinanderweichen, um in die hintern Gewölbeschenkel überzugehen, liegt unter dem hinteren Teil des Balkens die Tela chorioidea frei. Sie darf nicht verletzt werden. Der Balken wird hinten durch je einen Schnitt rechts und links von der Hemisphäre getrennt und herausgehoben. Beim Ergreifen desselben darf man nicht auf die obere und untere Fläche desselben, sondern nur auf die Schnittflächen fassen.

c) *Durchschneiden des Fornix.* — Der Fornix wird quer durchschnitten, sein vorderes Stück nach vorn gelegt, wobei man sich überzeugt, daß es sich vor dem For. Monroi nach unten in die Columnae fortsetzt; die hinteren Schenkel werden nach hinten und lateralwärts gelegt, wobei man sieht, daß sie in die Fimbriae der Unterhörner übergehen. Die Durchschneidung muß mit der äußersten Vorsicht gemacht werden, da unmittelbar unter dem Fornix die Tela chorioidea liegt, die nicht mit durchschnitten werden darf. Auch muß man sich beim Zurücklegen des Fornix davon überzeugen, daß mit dem Rande desselben der Plexus chor. des Seitenventrikels zusammenhängt. Sollte diese Verbindung nicht angetroffen werden, so ist sie entweder durch unvorsichtige Behandlung bereits getrennt oder durch Leichenmazeration verlorengegangen.

d) *Zurücklegen der Tela chorioidea mit dem Plexus.* — Bevor man die Tela zurücklegen kann, muß man erst die von vorn herkommende V. septi pell. und die von der lateralen Seite kommende, aus der Stria cornea austretende V. corp. caud., welche beide am vorderen Ende des Plexus eintreten, durchschneiden. Beim Zurücklegen ist auf folgendes zu achten: Der Plexus sitzt seitlich an der Tela an; er ist aber auch am Sulcus chor. mit dem Thalamus verbunden bez. — besser ausgedrückt — es geht ein dünnes Häutchen von der oberen Fläche des Thalamus auf ihn über. Wird dasselbe nicht wahrgenommen, so ist es entweder schon zerrissen oder durch Mazeration zerstört. Es ist aber wichtig, weil ohne dasselbe der Abschluß des Seitenventrikels nicht verständlich wäre. Der Plexus läuft nach vorn bis zum

For. Monroi, an dessen Oberseite er nach hinten umbiegt, um als Plexus des dritten Ventrikels an der Unterfläche der Tela nach hinten zu verlaufen. Rechter und linker Plexus sind dabei so sehr genähert, daß sie einen einfachen Plexus zu bilden scheinen. Doch kommen sie hinten wieder auseinander, indem sie durch das Conarium getrennt sind. Der Plexus des dritten Ventrikels ist mit der Stria medullaris thalami verbunden. Diese Verbindung muß beachtet werden, weil ohne sie der Abschluß des dritten Ventrikels nicht verständlich wäre. Feine Gefäßchen, welche von der Tela in den Thalamus eindringen, müssen mit der Pinzette ausgezogen werden. Ist man bis ans hintere Ende des dritten Ventrikels gekommen, so verlangt das Conarium besondere Rücksicht. Dieses ist nämlich seitlich mit dem Plexus verbunden, vor allem aber ist sein hinteres Ende mit der Pia fester verwachsen. Hier muß man mit der Schere nachhelfen. Zuweilen trifft man trotz aller Vorsicht das Conarium schon von seinen Stielen getrennt. Das ist der Fall, wenn bei der Entfernung der Pia von der Oberfläche des Gehirns in der Gegend des queren Hirnspaltes zu gründlich gesäubert wurde (s. bei erster Abgabe). Dann kann man wenigstens das Conarium aus seiner Verbindung mit der Pia befreien und es an den ihm zukommenden Platz legen.

e) *Abtrennung des hinteren Stückes des Großhirns* zuerst an der einen, dann ebenso an der anderen Seite. — Man durchschneidet zuerst an der Seite, an der man präparieren will, den Plexus neben dem Conarium, entfernt ihn aber nicht aus dem Unterhorn. Dann macht man von der Spitze des Unterhorns bez. vom untern Ende des Pes hippocampi einen Schnitt durch die Spitze des Temporallappens und nimmt auch gleich das Stückchen Hirnsubstanz, welches den Tractus opt. noch verdeckt, weg. Man bekommt dadurch das hintere Stück des Großhirns, welches den Rest des Hinterhauptlappens und den unteren Abschnitt des Temporallappens enthält, frei. Man richtet es dabei so ein, daß der Plexus chorioideus an dem vorderen Stück sitzen bleibt, dagegen die Verbindung mit dem hinteren Stück, und zwar mit dem freien Rande der Fimbria, aufgegeben wird. Man muß sich aber von dem Bestehen dieser Verbindung während der Ablösung eine Anschauung verschaffen, weil ohne sie der Abschluß des Unterhornes nicht verständlich wäre. Jetzt reißt man den Plexus ab und schwemmt ihn in einer Schale mit Wasser, betrachtet im Wasser mit der Lupe, um von den feinen Wülstchen, mit denen er bedeckt ist, eine Anschauung zu bekommen. —

Man hat jetzt zwei Stücke des Gehirns vor sich, das kleinere hintere, welches Teile des Hinterhauptlappens und solche des Temporallapens enthält, und das größere vordere. An dem kleineren werden die Piareste entfernt, und es werden aufgesucht die Furchen und Windungen der Unterseite, Pes hippoc., Fimbria, Fascia dentata. Für das Verständnis kommt alles darauf an, die Beziehungen zu den Körperebenen (oben und unten, vorn und hinten, medial und lateral) festzuhalten. Man passe deswegen das abgeschnittene Stück wieder an das Hauptstück an, um sich zu orientieren. An dem großen Stück macht man sich zuerst daran, den N. IV. zu seiner Austrittsstelle zu verfolgen. Dann entfernt man auch hier alle Piareste, verfolgt den Tractus opt., sucht Corpora genic. lat. und med., Pulvinar, Corpora quadrig., Brachia conj., Schleife.

Bemerkungen zur zweiten Abgabe. — Die „*Vic d'Azyrschen Streifen*" sind die Durchschnitte von Schichten weißer Substanz in der Hirnrinde, besonders des Occipitallappens, welche der Oberfläche parallel sind und Assoziationsbahnen zwischen benachbarten Stellen der Hirnrinde vorstellen. — Das sogen. „*Unterhorn des Seitenventrikels*" ist eigentlich kein Horn, sondern die Fortsetzung des Ventrikels selbst; mit dem Unterhorn zusammen hat der Seitenventrikel die Gestalt eines Halbkreises; Vorderhorn und Hinterhorn dagegen können als Anhänge des Ventrikels betrachtet werden. — Man kann entweder von *einem For. Monroi* oder von zweien solcher sprechen. Bei der ersten Auffassung führt das For. von dem einen Seitenventrikel in den anderen an der Vorderseite des dritten Ventrikels vorbei, in dem zweiten Falle reicht der dritte Ventrikel wirklich bis an die vordere Wand, und es führt auf jeder Seite ein Foramen von ihm in einen der beiden Seitenventrikel. Die letztere Betrachtungsweise ist wohl vorzuziehen. Das For. Monroi ist begrenzt oben durch den Plexus chorioides, vorn durch die Columna fornicis, unten ebenso durch die in die Bodenplatte eintretende Columna forn., hinten durch das vordere Ende des Thalamus. — Der *Balken* ist kein Balken; er wird es erst dadurch, daß er rechts und links beschnitten wird. Sein Wesen aber ist es gerade, daß er seitlich *nicht* begrenzt ist, sondern als „Kommissur" die Rinde der rechten und linken Hemisphäre verbindet. Die obere Fläche des Balkens ist von grauer Substanz überzogen, welche in den Striae long. med. und lat. stärker angehäuft ist, aber auch dazwischen nicht fehlt. Diese graue Substanz ist modifizierte Hirnrinde. Die Hemisphären sind also nicht getrennt, sondern hängen durch die graue Substanz an der Oberseite des Balkens zusammen. — Die *Fimbria* ist die Fortsetzung des hinteren Gewölbeschenkels in das Unterhorn. — Der *Pes hippocampi* ist ein Wulst an der medialen unteren Seite des Unterhorns, welcher durch die Fiss. hippoc. bedingt ist. — Die *Fascia dentata* ist ein modifizierter Abschnitt der Hirnrinde, welcher, durch die Fimbria verdeckt, in der Fiss. hippoc. verborgen ist und mit der grauen Substanz auf der Oberseite des Balkens zusammenhängt; sie ist individuell sehr variabel. — Der *Calcar avis* ist ein horizontaler konvexer, nach hinten zugespitzter Wulst auf der medialen Wand des Hinterhornes. — Das *Septum pell.* ist eine dreieckige sagittal gestellte Platte, welche hinten von den Columnae fornicis, oben vom Balken, vorn unten vom Rostrum des Balkens begrenzt wird. Es besteht aus zwei Platten, welche einen (individuell variierenden) Hohlraum, den Ventr. oder das Spatium septi pell., einschließen. Jede der beiden Platten ist ein modifizierter Teil der Hemisphärenwand, welche durch den Balken von der übrigen Hemisphärenwand abgeschnitten ist; der Hohlraum zwischen beiden Platten ist ein abgekapseltes Stück des Außenraumes. Jede Platte hat drei Schichten: eine mediale der Hirnrinde entsprechende, eine mittlere dem Mark entsprechende und eine laterale dem Höhlengrau entsprechende. — Der *Plexus chorioideus* hängt bis zum hinteren Ende des Balkens an der Tela chorioidea, dahinter im Bereiche des Unterhorns an der Pia. — Das *Corpus caudatum* ist halbkreisförmig gekrümmt; es reicht mit seinem dünnen Schweif bis ans untere Ende des Unterhorns. Es wird daher auf Horizontalschnitten durch die Großhirnganglien zweimal getroffen. — Der *Thalamus* hat drei Flächen, eine obere, eine mediale und eine untere. Die obere wird von der medialen geschieden durch die Stria medullaris thalami, die obere wird von der unteren geschieden durch die hintere Kante. Die laterale Ecke der hinteren Kante wird gebildet durch das Corpus genic. lat., die mediale Ecke durch das Pulvinar. Das Corpus genic. mediale findet sich an der unteren Fläche unterhalb des Pulvinar. Die mediale Fläche des Thalamus bildet die laterale Wand des dritten Ventrikels; von der oberen Wand beteiligt sich ein lateraler Streifen bis an den Sulcus chorioideus heran an der Begrenzung des Seitenventrikels, der größere mediale Abschnitt der oberen Fläche und die ganze untere Fläche sind an der Begrenzung keines Ventrikels beteiligt. — Der *Tractus opt.* liegt horizontal in seinem ganzen Verlauf vom Chiasma bis an den vorderen Vierhügel heran; nur beschreibt er einen starken Bogen nach der Seite, weil er dem Hirnschenkel auszuweichen hat.

3. Abgabe.

a) *Durchschnitt der Hirnschenkel.* — Jeder der beiden Hirnschenkel wird rechtwinklig zu seinem Verlauf, also quer, vor der Brücke durchschnitten. Durch den Schnitt wird der obere Vierhügel halbiert. Man sucht auf dem Schnitt Substantia nigra, Fuß, Haube mit dem roten Kern, Aquaeductus Sylvii.

b) *Dritter Ventrikel.* — Man legt das Großhirn mit der oberen Fläche nach unten auf ein Holzbrett, visiert am Boden des dritten Ventrikels die Punkte der Medianebene aus und schneidet mit dem Hirnmesser in einem Zuge in der Mitte durch. Man geht die Wände des dritten Ventrikels eine nach der anderen durch.

c) *Großhirnganglien.* — Man legt Schnitte durch die Großhirnhemisphären an, auf der einen Seite frontale, auf der anderen Seite horizontale, aber *keine sagittalen.* Von horizontalen genügen drei, von frontalen können es etwa sechs sein; einer der letzteren soll durch die vordere Kommissur gehen. Man sucht auf: Schweifkern, Linsenkern, Verbindung beider vorn, Laminae medull. des Linsenkernes, Thal. opt., die drei Kerne desselben,

Caps. med., later., Nucleus amygd., Claustrum, Commiss. ant., Vene in der Stria cornea.

d) *Oberfläche des Kleinhirns.* — Man entfernt die Pia von der Oberfläche des Kleinhirns, wobei man mit geschlossener Pinzette die Furchen entlang fährt. Dabei bemerkt man, daß die Pia des Kleinhirns viel zarter ist wie die des Großhirns. Man hüte sich, die Deckplatte des vierten Ventrikels zu verletzen. — Die *Tonsille* wird auf einer Seite ausgestochen, indem man die schmale Verbindung, welche zwischen ihrem Mark und dem Mark der Kleinhirnhemisphäre besteht, durchschneidet. — Man sucht die Teile der Hemisphären und des Wurmes, den von der Tonsille eingenommenen Raum („Vogelnest"), das Velum med. post., die Deckplatte des vierten Ventrikels auf.

e) *Abtrennung des Kleinhirns* von Brücke und Med. oblongata. — Man durchschneidet die drei Paare von Kleinhirnschenkeln, zuerst die Crura cer. ad pontem, dann die ad cerebrum (fälschlich „ad corpora quadrigemina" genannt), dann die ad medullam oblongatam (auch Corpora restiformia oder untere Kleinhirnschenkel). — Die Deckplatte des vierten Ventrikels, falls noch erhalten, wird median durchschnitten und nach den Seiten zurückgelegt, wobei man sich den Plexus chorioideus des vierten Ventrikels anschaut.

f) *Arbor vitae* und *Nucleus dentatus des Kleinhirns.* — Das Kleinhirn wird genau in Medianebene mit dem Hirnmesser halbiert, auf dem Schnitt werden die Teile des Wurmes aufgesucht, die beiden Schichten der Rinde, die rein graue und die rostfarbene, betrachtet. (Der diesen Bezeichnungen zugrunde liegende Farbenunterschied ist je nach dem Zustande der Konservierung nicht an allen Gehirnen, auch nicht an allen Stellen desselben Präparates gleich deutlich; deshalb muß man suchen.) — An der einen Kleinhirnhälfte macht man durch den Markkern mit dem Hirnmesser einen Horizontalschnitt. Man sucht auf diesem das Corpus dentatum des Kleinhirns und die Wurmkerne.

g) *Rautengrube.* — Man sucht in derselben ihre hintere Spitze (Calamus scriptorius), den Sulcus medianus, Eminentia medialis, Colliculus facialis, Tubercul. acusticum und Striae medull., Fovea sup., Fovea inf. (Ala cinerea), Locus coeruleus.

h) *Inneres von Medulla oblongata und Pons.* — Man macht einen Querschnitt durch die Medulla oblongata entsprechend der Mitte der Olive und einen zweiten Querschnitt durch den Pons entsprechend seiner Mitte. Man betrachtet die beiden Schnitte; auf dem durch die Medulla oblongata vor allem das Corpus dentatum der Olive, auf dem durch den Pons vor allem das Verhältnis von Brückenkernen und durchtretenden Bahnen und die schwarze Stelle, welche dem motorischen Trigeminuskern entspricht und im Boden der Rautengrupe den Locus coeruleus bedingt.

Bemerkungen zur dritten Abgabe. — *Wände des dritten Ventrikels*: Am Dach des dritten Ventrikels treffen wir die Tela chorioidea mit den Plexus; an der vorderen Wand die Lam. term. cin., die Columnae forn., die Commiss. ant.; am Boden das Chiasma mit dem Recessus chiasm., das Infund. mit dem Recessus infund., die Corpora mammill., die Substantia perf. post.; an der hinteren Wand den Eingang in den Aquaed. Sylvii, den Recessus infrapin., das Corpus pineale, den Rec. suprapin.; an der Seitenwand den Thalamus mit der Massa intermedia und dem Sulcus Monroi. — Der *Linsenkern* hat auf dem Frontalschnitt eine keilförmige Gestalt mit medianwärts gewendeter Schneide, auf dem Horizontalschnitt ist er auch nicht linsenförmig, sondern zwar auf der lateralen Seite durch eine konvexe Linie, auf der medialen Seite aber durch eine gebrochene Linie begrenzt. Er besteht aus drei Gliedern, welche durch dünne weiße sagittal stehende Platten (Laminae medullares) voneinander geschieden sind. Das laterale Glied (Putamen) hat die dunklere Farbe des Corpus caud., die beiden medialen Glieder (Globus pallidus) haben die blassere Farbe des Thalamus. Am vorderen Ende ist der Linsenkern mit dem Corpus caud. verbunden; indem Bündel der medialen Kapsel hindurchtreten, entsteht eine Streifung, welche zu der Bezeichnung „Corpus striatum" geführt hat. Es ist also falsch, das Corpus caud. allein so zu bezeichnen. — Das *Claustrum* ist eine sagittal gestellte, an der Basis verdickte graue Platte, welche von der lateralen Kapsel und dem Mark der Insel eingefaßt ist. — Die *Commiss. ant.* ist eine Kommissur unterer Teile der Temporallappen, welche durch den unteren Teil des Linsenkernes seitwärts tritt. (Eine Kommissur ist eine Verbindung gleichwertiger Abschnitte auf beiden Seiten des Zentralnervensystems; eine Verbindung ungleichwertiger Abschnitte ist ein Chiasma.) — *„Innere und äußere Kapsel"* sind Ausdrücke, welche in der anatomisch üblichen Weise abgekürzt sind für: medialer und lateraler Abschnitt der Kapsel. — Das *Velum medull. post.* ist ein senkrecht stehendes sehr dünnes wülstchenloses Markplättchen, welches durch einen oberen halbkreisförmigen Rand mit dem Markkern des Kleinhirns zusammenhängt und einen unteren geraden Rand gegen das Corpus restiforme wendet. Der letztere existiert nicht, solange die Deckplatte des vierten Ventrikels erhalten ist, da das Velum sich ohne Grenze in diese fortsetzt. — Die *Deckplatte des vierten Ventrikels* trägt an ihrer unteren (besser: vorderen) Fläche den Plexus chorioideus ventr. IV., der sich auch in den Rec. lat. fortsetzt (s. bei 1. Abgabe). Die Deckplatte hat ein unpaares Loch am unteren Ende (Apert. inf. = For. Magendi) und ein paariges Loch an der Spitze des Recessus later. (Apert. lat.; s. bei 1. Abgabe). — Der *Arbor vitae* ist die Schnittfigur des Wurmes. — Der *Nodulus* ist das unterste Stück des Wurmes; er trägt Wülstchen nur auf der Rückseite seines Markblattes. Das letztere setzt sich in die Deckplatte des Ventrikels fort. — Von den drei *Crura des Kleinhirns* liegt das mittlere (Crus cer. ad pontem) lateral, das obere und das untere medial; das obere (Crus cer. ad cerebrum) medial oben, das untere (Crus cer. ad medull. oblong. oder Corpus restiforme) medial unten. — *Rautengrube* ist der Boden des vierten Ventrikels oder besser gesagt die vordere Wand des vierten Ventrikels, da dieser „Boden“ annähernd senkrecht steht. — Der *Locus coeruleus* ist eine schwärzliche Stelle im Boden des oberen Teiles der Rautengrube ganz seitlich, dem motorischen Kern des Trigeminus entsprechend. — *Nervenkerne im Boden und unterhalb der Rautengrube*: Der Kern des VI. liegt unter dem vorderen Abschnitt der Emin. med., und zwar unter dem Collic. fac. Der Kern des VII. liegt an derselben Stelle tiefer als der des VI. Ein Kern des VIII. liegt unter dem Tuberc. acust. Der Kern des IX. liegt vor dem des X. Der Kern des X. liegt unter der Fovea post. Der Kern des XII. liegt unter der Eminentia medialis medial von der Fovea post. — Der *Colliculus facialis* ist bedingt durch das „innere Knie“ des VII. — In der *Brücke* nehmen die Brückenkerne (Nuclei pontis) ebenso viel Raum ein wie die durchtretenden Bahnen.

Thorax. (7 Abgaben.)

Vorbemerkung. — Beim Thorax ist eine größere Anzahl (7) von Abgaben streng einzuhalten, wenn diese auch z. T. nur klein sind. Das läßt sich gar nicht ändern, weil erfahrungsgemäß sonst Unklarheiten in der Präparation und damit Lücken im Verständnis übrigbleiben, die nicht wieder gutzumachen sind und sich in den klinischen Semestern und weiterhin durch das ganze Leben hindurch schwer fühlbar machen.

1. Abgabe: Außenwand.

a) *Obere Brustapertur.* — Nervus phrenicus, vagus, laryngeus recurrens, Grenzstrang des Sympathicus, Plexus brachialis; Carotis comm., Truncus thyreocervical., Art. subclav., vertebralis, mammaria int.; Vena subclav., jugular. int., Vv. thyroideae inf.; *Ductus thorac.* links, Nodi lymphat. cervic. prof., Musc. scalen. ant., medius, longus colli; Glandula thyreoidea, Trachea, Ösophagus. Die *Pleurakuppel darf nicht verletzt werden*! Man präpariere nicht in das Mediastinum hinein!

b) *Untere Brustapertur.* — Der Präparant mag sich darauf beschränken, sich ohne Präparation nach dem Zustande der hier in Betracht kommenden Gebilde umzuschauen, falls diese schon beim Situs intra freigelegt (oft auch verletzt!) sind, nämlich Unterseite des Zwerchfells, Psoas, Quadratus lumborum, Ösophagus, Aorta, Art. coeliaca, V. cava inf., Art. und V. phrenica inf., Grenzstrang des Sympathicus, Nervi splanchnici. Was von diesen noch zu präparieren ist, soll bei der 2. Abgabe (s. dort und bei der 5. Abgabe (s. dort) mit erledigt werden.

c) *Thoraxwand.* — 1. Die noch ansitzenden Brust-, Bauch- und Rückenmuskeln werden sachgemäß und vollständig abgenommen (nicht gedankenlos abgefleischt !); die Mm. intercost. ext. werden präpariert, dabei auf die Rr. perfor. later. und ant. der Intercostalnerven und auf Aa. mammariae ext. geachtet. Ligg. tubercul. cost., Ligg. interspinalia. Während dieser Präparation ist durch Einschlagen des ganzen Thorax in ein feuchtes Tuch das Trocknen des Periostes der Rippen zu verhüten.

2. In je drei Intercostalräumen der rechten und der linken Seite (wenn die Präparanten Lust haben, auch mehr) werden die Mm. intercost. ext. durch Längsschnitt in der Mitte zwischen über- und unterliegender Rippe durchschnitten, die interni präpariert, Arterien, Venen, Nerven beachtet.

3. Die Intercostal. int. werden im 2. und 3. Intercostalraum neben dem Sternum horizontal und in der Mitte zwischen dem über- und unterliegenden Rippenknorpel durchschnitten, wobei sorgfältig Verletzung der Pleura zu vermeiden ist. Die A. mamm. int. und die Vene bzw. zwei Venen werden dargestellt, auch auf Lymphknoten wird geachtet.

4. An einer Rippe wird das Periost durch einen der Länge der Rippe nach verlaufenden Schnitt scharf durchtrennt und mit dem Schaber gegen den oberen und gegen den unteren Rand der Rippe zurückgelegt, jedoch so vorsichtig, daß es nicht zerreißt, sondern als Ganzes erhalten bleibt; dann wird es auch um den oberen und unteren Rand der Rippe abgeschabt, was besondere Sorgfalt erheischt, damit nicht die Pleura einreiße, und auch auf der Innenfläche der Rippe, wo das Periost glücklicherweise nicht so fest haftet, das Schaben zu Ende geführt. Darauf wird die Rippe vorn und hinten mit der Knochenschere durchgekniffen, immer *ohne Verletzung der Pleura.* Hat man es bei einer Rippe ungeschickt gemacht, so macht man es bei einer zweiten besser. Zuletzt werden V., A., N. interc. aufgesucht.

5. Auf dem Knorpel der 6. Rippe wird das Perichondrium durch einen Längsschnitt und zwei Querschnitte gespalten und rundherum abgeschabt, wobei man sich überzeugt, daß dasselbe dicker ist als das Periost der Rippen. Der Knorpel wird medial und lateral durchschnitten, herausgehoben, die Teilungsstelle der A. mamm. int. aufgesucht.

2. Abgabe: Verlauf der Pleura.

Vorbereitung. — Herausnahme des Sternum mit den Rippenknorpeln (Anleitung): Das grobe Messer (Knorpelmesser) wird fest in die Faust gefaßt und der Zeigefinger auf den Messerrücken aufgelegt, dann die Rippenknorpel, einer nach dem andern, dicht neben den Rippenknochen wiegend durchgedrückt, wobei nicht seitlich gewackelt werden darf, um keine Scharten zu bekommen. Der Knorpel der ersten Rippe wird etwas seitlich von der Linie der übrigen durchtrennt. In Fällen von Verkalkung oder Verknöcherung muß die Rippenschere benutzt werden.

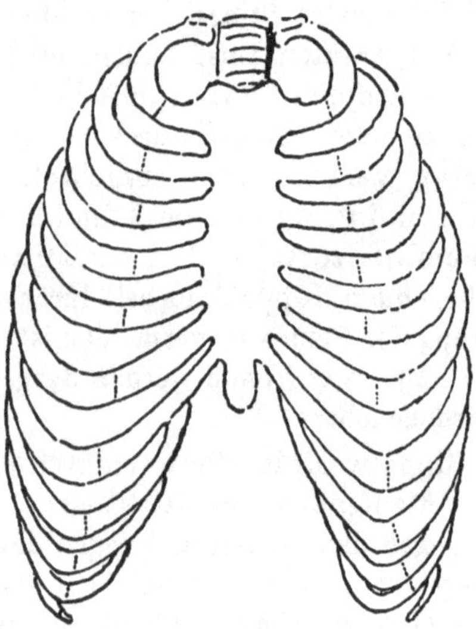

Fig. 6.

Dann wird das Zwerchfell von links her und darauf ebenso von rechts her bis an den Herzbeutel durchschnitten, wobei sein Ursprung an den Rippenknorpeln mitgenommen werden muß, und dann der Ansatz des Mediastinum an die vordere Thoraxwand von unten nach oben durchtrennt. Dabei ist das Messer weder gegen das Sternum noch von ihm weg, sondern mit ihm parallel gestellt, um nicht eine Treppe, sondern einen glatten Schnitt zu bekommen. Auch soll man nicht die Weichteile unmittelbar am Sternum abschälen, sondern in einiger Entfernung von diesem bleiben, um den Ansatz der rechten und linken Pleura an die Vorderwand zu behalten. Doch darf auch der Herzbeutel nicht eröffnet werden. Man erhält auf diese

Weise zwei Präparate: 1. das Sternum mit dem Ansatz des Mediastinum, 2. den übrigen Thorax.

1. *Vorderer Ansatz des Mediastinum.* — Man präpariert die Ansätze des Transversus abdom. und die Unterfläche des vorderen Zwerchfellstückes und beachtet das Ineinandergreifen beider Muskeln. *Weiter wird einstweiten gar nichts präpariert.* Währenddessen muß der obere Teil des Präparates feucht eingeschlagen bleiben, um das Trocknen der Pleura zu verhüten. Nun *paust man aus einem Lehrbuch* das Bild des Sternum mit den Rippenknorpeln und trägt auf diese Figur die Ränder der rechten und linken Pleura auf, *so wie man sie an seinem Präparate findet.* Dies ist jedoch nicht ausführbar in den Fällen, in welchen die Vorderflächen der Lungen bis an das Mediastinum heran angewachsen sind; oft ist es aber doch wenigstens auf einer Seite möglich. *Die Zeichnung ist bei der Abgabe vorzulegen.*

2. *Pleura.* — *Es wird nichts präpariert.* Man drängt zuerst die Lunge lateral- und rückwärts, um die vordere Fläche des „Mesopulmonium" vor sich zu haben; dann schiebt man eine Hand zwischen Lunge und Brustwand nach hinten bis zur Wirbelsäule und an dieser wieder nach vorn bis an die hintere Fläche des Mesopulmonium. Dies wird sowohl auf der rechten wie auf der linken Seite gemacht. Dann geht man zwischen Zwerchfell und Lunge ein, und endlich schiebt man die gekrümmten Finger über die Lungenspitze und umgreift diese bis an den Hilus der Lunge nach unten. Man wälzt schließlich die Lunge nach vorn, um sich zu überzeugen, daß sie nirgends mit der Wand verbunden ist außer durch das Mesopulmonium, blickt dabei in den Thoraxraum hinein und wischt ihn aus, falls sich Flüssigkeit oder Gerinnsel vorfindet. Sind krankhafte Adhäsionen zwischen Wand und Lunge vorhanden, was bei der Mehrzahl der Anatomieleichen der Fall ist, so müssen sie, mögen sie auch noch so ausgedehnt und noch so fest sein, restlos getrennt werden, um über den Verlauf der Pleura ins klare zu kommen, wenn nicht anders, mit Hilfe des Messers.

Bemerkungen zur zweiten Abgabe. — Der Ansatz des Mediastinum an die Vorderwand ist von individuell sehr wechselnder Breite, stets asymmetrisch und dann mehr nach links verschoben. — Die *Teile der Pleura* sind: Pleura parietalis und Pleura pulmonalis (visceralis), die Teile der Pleura parietalis: Pleura costovertebralis, mediastinalis und diaphragmatica. — Die Pleura geht von der Wand auf die Lunge über in Gestalt einer frontal gestellten Platte (Mesopulmonium; neue Bezeichnung), welche in ihrer oberen Hälfte den Hilus der Lunge einschließt, mit der unteren Hälfte das Ligamentum pulmonale bildet. — Das *Lig. pulm.* ist eine dreieckige frontal gestellte Platte, von deren drei Rändern sich der mediale am hinteren Mediastinum, der laterale an der medialen Fläche der Lunge befestigt, der untere (horizontale) frei und dem Zwerchfell zugewendet ist. — *Sinus pleurae* sind diejenigen Räume, welche für gewöhnlich von der Lunge nicht erfüllt werden. Die Bezeichnung „Komplementärräume" suggeriert eine falsche Vorstellung. Es gibt zwei Sinus: Sinus phrenico-costalis und Sinus mediastino-costalis; ein Abschnitt des letzteren ist der Recessus praecardiacus. Der Sinus mediastino-costalis reicht nach oben nicht über den Angulus sterni hinaus, selbst nicht bei dem Exspirationszustande der Leichenlunge (Formalin-Alkoholpräparate). Der Sinus phrenico-costalis hat seine größte Höhe in Seitenlinie, nämlich bis zu Handbreite und mehr; je gesunder die Lunge, um so höher der Sinus.

3. Abgabe: Vorderwand und vorderes Mediastinum.

a) *Vorderwand.* — M. transversus thoracis, Mm. intercostales interni, obere Seite der vorderen Zwerchfellursprünge, Pars sternalis diaphr., Sternohyoideus, Sternothyreoideus, A. und V. mammaria interna.

b) *Vorderes Mediastinum.* — *Vorbereitung*: Damit man Platz für die Präparation bekommt, werden sämtliche Rippen, *auch die erste*, in Seitenlinie mit der Rippenschere durchschnitten. Zuvor durchsticht man sämtliche Intercostalmuskeln in derselben Linie und schneidet den vorderen Teil des Zwerchfelles, aber nur bis an diese Linie heran, weg. Doch muß der hintere Teil des Zwerchfells unverletzt bleiben, weil er für die 5. Abgabe noch gebraucht wird. Man beginnt damit, den Pleuraüberzug zu beiden Seiten des Mediastinum abzulösen und nach der Seite zurückzuschlagen. Dabei ist auf zweierlei zu achten: 1. darauf, daß die Pleura nicht zerrissen oder zerschnitten werde, 2. darauf, daß man nur Pleura zurückschlägt, ohne daß andere Gebilde an ihr hängen bleiben. Insbesondere muß aufgepaßt werden, daß nicht der N. phrenicus, dessen auf der rechten und linken Seite verschiedene Lage schon vor der Präparation sichtbar war, mit zurückgenommen oder zerschnitten werde. Indem man bei dieser Ablösung der Pleura auch am Herzbeutel hinuntergeht, stelle man fest, daß an den unteren Teilen des letzteren Pleura und Pericardium in so nahe Berührung kommen, daß sie sich schwer oder gar nicht trennen lassen. — Das Zurücklegen der Pleura wird fortgesetzt nicht nur bis an die Lungengefäße, sondern *auch auf diesen bis an die Lungensubstanz* heran, jedoch ohne die geringste Verletzung der letzteren, um nicht das spätere Aufblasen der Lunge zu beeinträchtigen. — Oberhalb des Hilus der Lunge ist dann rechts die zur Vena cava sup.

tretende *Vena azygos* zu säubern (links geht nicht selten eine abnorm verlaufende Vena hemiazygos vor dem Aortenbogen zur Vena anonyma sin.). Auch der Nervus vagus wird rechts und links bloßgelegt von der Brustapertur bis zur Lungenwurzel, wobei der Konpräparant denselben anspannt und überwacht. An der Lungenwurzel sieht man von ihm Fäden zum Plexus pulmonalis und cardiacus abgehen, an der linken Seite am unteren Rande des Aortenbogens den Laryngeus recurrens.

Im vorderen oberen Mediastinum ist dann zunächst zu säubern Thymus oder Thymusrest; dieser darf nur an einem Zipfel oder an den zu ihm tretenden Gefäßen hängen bleiben. Dann Vena anonyma sin., dextra, cava sup. (subclavia, jugularis int., Vv. thyreoideae infl., Einmündung der V. mammaria int.), Arcus aortae, Arteria anonyma, Carotis sin., Subclavia sin., linker Laryngeus recurrens, Trachea. Vergrößerte Lymphknoten werden gesäubert und vor der Entfernung genau beachtet, am besten skizziert; ihre Konsistenz wird geprüft, ob verkalkt, verkäst, erweicht, und genau zugesehen, ob und in welchem Maße sie mit Nachbargebilden verwachsen sind. — Bronchus dexter und sinister oberhalb und hinter der A. pulm. zu präparieren.

Bemerkungen zur dritten Abgabe. — Der *M. transversus thoracis* ist ein expiratorischer Muskel, beim Menschen von geringer Bedeutung und größtenteils versehnt. Er entspringt am Seitenrande des Sternum und geht bis zum Knorpel der dritten, manchmal auch der zweiten, ja gelegentlich sogar der ersten Rippe empor. Seine oberen Portionen sind schief ansteigend, weil bei dem rechtwinkligen Ansatz der oberen Rippenknorpel an das Sternum der Muskel hier bei horizontaler Faserrichtung unwirksam wäre. — Der *Aortenbogen* ist etwas nach der Fläche gebogen, er steht mehr sagittal wie frontal, man muß daher an ihm nicht so sehr eine vordere und hintere als vielmehr eine rechte und linke Fläche unterscheiden. — Der linke Vagus geht an der linken Seite des Aortenbogens vorbei. Der linke Laryngeus recurrens tritt unter dem Aortenbogen herum auf dessen rechte Seite. — Der rechte Phrenicus liegt dicht vor den Lungengefäßen, der linke weiter vorn. — Im *Hilus der Lunge* liegt hinten der Bronchus, vorn Arterie und Venen, und zwar vorn oben Arterie, vorn unten die beiden Venen. Der Bronchus zieht schief abwärts, Arterie und Venen liegen horizontal. Dies gilt für die rechte ebenso wie für die linke Seite.

4. Abgabe: Herzbeutel.

Eröffnung des Herzbeutels durch drei Schnitte: nach oben, nach unten links und nach unten rechts, Zurückschlagen desselben, Abwischen der inneren Oberfläche. Man geht mit dem Zeigefinger durch den Sinus pericardii hinter Aorta und Arteria pulmonalis, welche miteinander vorbunden sind, herum. Man mißt, wie lang die innerhalb des Herzbeutels gelegenen Stücke von Aorta ascendens und A. pulmon. sind. Man sucht die einzelnen Buchten zwischen den Gefäßen ab. Dann wird der vordere Abschnitt des Herzbeutels entfernt und werden dadurch die Gefäße vom Herzen bis zur Lunge frei gemacht. Aorta ascendens und Stamm der Arteria pulmonalis werden sauber präpariert und voneinander getrennt, jedoch das Lig. arteriosum Botalli erhalten.

5. Abgabe: Hinteres Mediastinum und Hinterseite der Pleurahöhlen.

Vorbereitung. — Herausnahme von Herz und Lunge mit Trachea in einem Stück. Dies ist nicht leicht und sollte vom Leiter ausgeführt werden. Man durchschneidet die V. cava sup. oberhalb der Einmündung der Azygos, die Azygos über dem rechten Bronchus, die Aorta ascendens unterhalb des Abganges der Anonyma, das Lig. Botalli, säubert die Trachea von rechts her, wobei die Vaguszweige zum Plexus pulmonalis und cardiacus durchschnitten werden, der Vagus selbst aber beim Ösophagus bleibt. Ebenso muß darauf gesehen werden, daß der linke Vagus nicht vom Ösophagus getrennt werde. Das Mediastinum wird alsdann von der Bifurkation der Trachea an abwärts zwischen Herzbeutel und Ösophagus durchschnitten und endlich darauf geachtet, daß die V. cava inf. nicht zu kurz abgeschnitten wird.

a) *Herz und Lungen.* — Die Lungen werden von der Trachea aus aufgepustet, die Läppchen und Bläschen betrachtet und genau darauf geachtet, wie die Luft in die einzelnen Läppchen einschießt. — Die Lymphknoten in dem dreieckigen Raume zwischen Bifurkation der Trachea und Herzbeutel werden präpariert; Zeichnung dieser Gegend. Darauf werden die Lymphknoten entfernt, die Gefäße zu den Lungen durch Fortnahme der hinteren Teile des Herzbeutels gesäubert.

b) *Hinterwand des Thorax-Inneren.*

Vorbereitung. — Mit der Rippenschere werden sämtliche Rippen in der Gegend der Anguli durchschnitten. Vorher wird der laterale Abschnitt des Zwerchfells bis an diese Linie heran entfernt, jedoch bleibt die Pars lumbalis, die wir jetzt brauchen, unverletzt stehen. Man schneide nun nicht gleich darauf los, sondern betrachte zuerst das hintere Mediastinum, seine Breite, seine stets nach links verschobene Anheftung an die Wirbelsäule.

1. Präparation *neben der Wirbelsäule.* — Stelle zuerst den Grenzstrang des Sympathicus dar von oben bis an das Zwerchfell heran und suche ihn auf der unteren Seite des letzteren wieder auf; dann den Splanchnicus major und minor und auch deren Durchtrittsstellen; dann die Rami communicantes und von ihnen aus die Nervi intercostales; dann die Vv., Aa., Mm. intercost.

2. *Mediastinum.* — Man beginne mit den Nn. vagi; darauf Ösophagus, dann V. azygos, hemiazygos, Ductus thoracicus, Aorta.

6. Abgabe: Lungen und Außenseite des Herzens.

Vorbereitung. — Die Arterien und Venen werden zwischen Herz und Lungen quer durchschnitten und dadurch das Herz von den Lungen getrennt.

a) *Lungen.* — Bronchien und Gefäße werden bis in die letzten Verästelungen freigelegt unter Entfernung von Lungensubstanz mittels Messers, Schere oder Messerstieles je nach der Konsistenz der Lunge. Dies wird an der einen Lunge von vorn her, an der anderen von hinten her gemacht.

b) *Herz.* — Mit einem scharfen, am besten kleinen Messer werden zuerst die Herzgefäße präpariert (Arterien und Venen), dann die Muskulatur der Ventrikel vollkommen gesäubert, wobei man sich an die Faserrichtung zu halten hat. Die Entfernung des weichen Fettes ist sehr mühsam und erfordert viel Sorgfalt und Geduld. Man überzeuge sich an der Grenze von Vorhöfen und Ventrikeln, daß die Muskulatur beider nicht ineinander übergeht. Auf die Entfernung des Pericardium von den Vorhöfen muß man verzichten wegen Dünne der Wände.

7. Abgabe: Innenräume des Herzens.

Vorbereitung. — *Herzschnitte.* Dieselben werden in einer Gruppe vorgemacht.

1. *Linker Vorhof.* — Horizontaler Schnitt an der hinteren Wand (Schere) von der linken oberen V. pulmon. zur rechten; ergänzend je ein Schnitt rechts und links von der oberen in die untere V. pulm.

2. *Rechter Vorhof.* — Senkrechter Schnitt an der hinteren Wand (Schere) von der V. cava inf. in die V. cava sup.

3. *Rechter Ventrikel.* — Erster Schnitt mit dem Messer auf der rechten (unteren) Kante von der Herzspitze bis an die Atrioventriculargrenze. Man hebt dann die Vorderwand an,

blickt in den Ventrikel hinein und setzt die Schere in den Winkel zwischen Vorderwand und vorderem Papillarmuskel, durchschneidet die vordere Wand und die A. pulmon.

4. *Linker Ventrikel.* — Erster Schnitt: Senkrechter Schnitt mit dem Messer an der linken Seite von der Atrioventriculargrenze bis an die Herzspitze. Man blickt dann in den Ventrikel hinein, setzt die Schere bei der Herzspitze ein und durchschneidet, indem man die A. pulm. nach rechts hinüberlegt, die Vorderwand neben dem Septum und in Fortsetzung davon die Aorta.

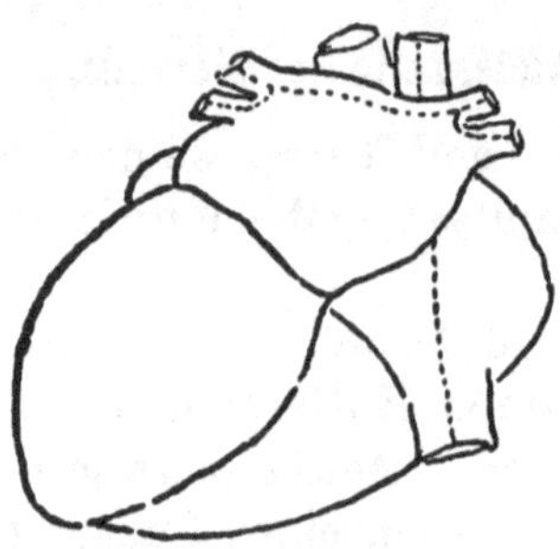

Fig. 7.

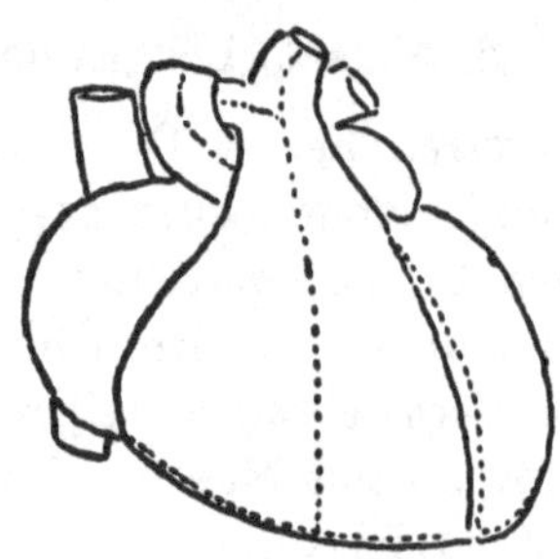

Fig. 8.

Darauf werden die Ventrikel und Vorhöfe sorgfältig ausgespült und die Gerinnsel entfernt, jedoch ohne Zerreißung der Sehnenfäden. Bei dem sich anschließenden Studium der Innenverhältnisse hat man genau auf die Beziehungen zu den Körperebenen zu achten, was am besten so geschieht, daß man das Herz vor den Konpräparanten hinhält und es dann aufklappt.

Bemerkungen zur siebenten Abgabe. — In den *linken Vorhof* treten die Venen rechts und links, in den rechten Vorhof oben und unten ein. Das Septum atriorum steht der Hauptsache nach frontal, doch so, daß seine vordere Fläche zugleich etwas nach rechts und etwas nach unten hin gewendet ist. — Der linke Vorhof ist walzenförmig, sein größter Durchmesser geht von rechts nach links. — Man unterscheidet an ihm eine obere, vordere, hintere, untere und zwei seitliche Wände. Die obere Wand geht gerundet in die vordere und hintere über. Die rechte Hälfte der vorderen Wand wird durch das Septum atriorum gebildet. Die Öffnung der Valvula mitralis findet sich an der Grenze der vorderen und unteren Wand an der linken Seite. Die Innenwand ist glatt mit Ausnahme des linken Herzohrs. Der Zugang zum Herzohr findet sich an der vorderen linken unteren Ecke des Vorhofes. In den linken Vorhof treten jederseits zwei Venae pulmon., eine obere und eine untere; die obere weiter vorn, die untere weiter hinten. — Die Innenseite des *rechten Vorhofes* ist glatt an der Hinterwand und am Septum, balkig an der rechten und an der vorderen Seite, und im Herzohr. Die Bezeichnung „*Mm. pectinati*" ist ungeschickt. Die Valvula Eustachii findet sich am vorderen Rande der Einmündung der V. cava inf. und geht von dort an den vorderen (linken) Rand der Fovea ovalis; sie steht frontal, ihr freier Rand ist aufwärts und nach rechts gewendet. — Der Querschnitt des linken *Ventrikels* ist rund, der des rechten dreieckig; man unterscheidet am letzteren eine vordere, eine untere und eine septale Fläche. Die vordere Fläche ist groß, die untere klein, die septale gegen den Ventrikel vorgewölbt. — Die Valvula mitralis hat zwei Segel, ein vorderes und ein hinteres. Das vordere Segel steht frontal. Am linken Ventrikel gibt es zwei Papillarmuskeln, einen rechten zugleich unteren und einen linken zugleich oberen. Die Valvula tricuspidalis hat drei Segel, ein vorderes linkes, ein vorderes rechtes und ein hinteres (septales). Im rechten Ventrikel gibt es drei Papillarmuskeln, einen linken zugleich oberen, der meist nur durch eine Gruppe von Chordae tendineae vertreten ist, einen mittleren zugleich vorderen und einen rechten zugleich unteren. — Die Aortenklappe hat drei Taschen, eine vordere, eine rechte und eine linke. Von den beiden Coronararterien tritt die linke aus dem linken Sinus, die sogenannte „rechte“ *aus dem vorderen Sinus* der Aorta aus. — Die Pulmonalklappe hat eine hintere, eine rechte und eine linke Tasche.

Wirbelkanal und Rückenmark. (Eine Abgabe.)

Vorbereitung. — Die Rückenmuskeln werden vollkommen entfernt, die Ligg. tubercul. costarum und interspinalia präpariert.

1. Die Bogen mit den Zwischenbogenbändern werden mit Hilfe von Säge und Meißel von den Körpern getrennt und im Zusammenhange herausgenommen. Dies soll der Präparant selbst ausführen. Er bedient sich dazu zunächst der Wirbeldoppelsäge. Doch muß man bei deren Benutzung vorsichtig sein, darf nicht zu tief sägen. Auch dürfen die beiden Sägeblätter nicht zu weit auseinanderstehen, damit man nicht seitlich in die Wurzeln der Querfortsätze säge und dabei die Spinalganglien zerreiße. Am besten ist es, mit der Doppelsäge etwas eng aufzusägen und dann die Reste der Bogen entweder durch den Meißel oder durch die Knochenzange bis an die Bogenwurzeln heran zu entfernen. Jedenfalls muß die Eröffnung bis zur völligen Breite des Wirbelkanales vervollständigt werden.

Die Vorderfläche der Bogen und Zwischenbogenbänder wird durch Entfernung des Fettes gesäubert, die gelbe Farbe der Bänder und die rötlichgraue der Knochen beachtet, das Präparat am oberen und unteren Ende gepackt und durch Ziehen die Elastizität der Bänder anschaulich gemacht.

2. *Rückenmarkshäute und Rückenmark.*

a) Das die Dura überlagernde Fett wird vollkommen entfernt; auch seitlich von dem Duralsack, so daß man die sämtlichen Duratrichter um die Nervenwurzeln bis zu den Foramina intervertebralia verfolgen kann. Wenn man auf der einen Seite präpariert, so muß der Duralsack nach der anderen Seite hinübergezogen werden; dabei darf aber nur er angefaßt werden, nicht das Rückenmark, um dieses vor Quetschung zu bewahren.

b) *Eröffnung des Duralsackes.* — Zuerst wird mit der Pinzette eine kleine Falte auf der höchsten Stelle des Duralsackes erhoben und auf diese mit der Schere eingeschnitten. Hätte man nun eine frische noch nicht sezierte Leiche vor sich, so müßte jetzt die cerebrospinale Flüssigkeit ausfließen. Doch bekommt man davon nichts zu sehen, weil ausnahmslos die Leichen, an denen Rückenmark vergeben wird, schon präpariert und seziert sind. — Man läßt die Falte gehen, schiebt einen Arm der Pinzette in den Duralsack ein und überzeugt sich von der Weite des subduralen Raumes. Dann eröffnet man durch Medianschnitt den ganzen Sack nach oben bis an den Atlas, nach unten bis an das Ende des Präparates und schlägt die beiden Hälften auseinander.

c) *Arachnoidea und Ligamentum denticulatum.* — Man betrachtet die zarten Blätter der Arachnoidea und streift diese dann ab. Man sucht die Zacken des Ligamentum denticulatum an der Seite des Rückenmarkes auf, indem man das letztere, ohne es zu quetschen, etwas nach der entgegengesetzten Seite drängt. Man tastet mit der Sonde die Duratrichter ab, welche um die Nervenwurzeln bis in die Foramina intervertebr. hineinreichen, und sucht am Rückenmark nicht nur die hinteren, sondern auch die vorderen Nervenwurzeln auf. Am unteren Ende des Präparates sucht man zwischen den Strängen der Cauda equina die Spitze des Conus medullaris und das Filum terminale und sticht, indem man hier den Durasack nach der einen Seite hinüberzieht, eine Stecknadel in die Vorderwand des Wirbelkanales ein, um nachher abzählen zu können, wo sich die Spitze des Conus medullaris befand.

d) *Rückenmark und Nervenwurzeln.* — Das Rückenmark wird jetzt mit dem Durasack herausgenommen. Das wird dadurch vorbereitet, daß man alle einzelnen Nervenwurzeln von oben bis unten durchschneidet. Zu diesem Zweck faßt man nicht etwa das Rückenmark oder die Nervenwurzeln, sondern die einzelnen Duratrichter. Die Durchschneidung wird möglichst weit seitlich innerhalb der Foramina intervertebralia, womöglich mit gebogener Schere, gemacht, damit man Stücke der intervertebralen Ganglien mitbekomme. Sind alle Nervenwurzeln durchschnitten, so hebt man den Duralsack mit dem Rückenmark heraus und schneidet mit der geraden Schere auch die vordere Wand des Sackes in Mittellinie durch, um auch die Vorderseite des Rückenmarkes betrachten zu können. Man legt jetzt das Rückenmark auf ein Brett, betrachtet das Ligamentum denticulatum noch einmal genauer, breitet die Cauda equina auseinander, sucht die Arteria spinalis posterior und anterior auf.

e) *Schnitte durch das Rückenmark.* — Ist das Rückenmark hart genug, so legt man drei Querschnitte an, je einen durch Intumescentia cervicalis, Intumesc. lumbalis und dazwischen durch den Dorsalteil. Man betrachtet die Schmetterlingsfigur der grauen Substanz und sucht den Zentralkanal auf.

3. *Vorderwand des Wirbelkanales.* — Man entfernt das Fettgewebe von der Vorderwand des Wirbelkanales oder — was dasselbe ist — von der Rückseite der Wirbelkörper und sucht die aus diesen austretenden Venen auf.

Abzugeben: 1. Rückenmark im Duralsack, auf Brett ausgebreitet; 2. Bogen mit Zwischenbogenbändern; 3. Vorderwand des Wirbelkanals.

Untere Rumpfhälfte.

A. Bauchwand und Bauchhöhle. (7 Abgaben.)

1. Abgabe: Regio inguinalis und subinguinalis oberflächlich.

a) *Äußere Untersuchung:* Besichtigung, Betastung.

b) *Hautschnitte* (s. Fig. 2): 1. auf Lig. inguin. und lateral noch drei Querfinger über die Spina ant. sup. hinaus auf die Crista, medial nach unten abbiegend auf das obere Ende des Lab. majus bzw. des Scrotum; 2. senkrechter Schnitt durch die Mitte des ersten, etwas unter Nabelhöhe beginnend und handbreit unter das Lig. ing. hinabreichend. Die vier Hautlappen (nur Haut) werden auseinandergeklappt und dann werden im Fett aufgesucht von Arterien die oberflächlichen Zweige der Femoralis: A. epigastr. superf., circumfl. ilei ext., Aa. pudendae ext. subcut. (2), gleichnamige Venen und Vena saphena; von Nerven: Endzweige des N. ileohyp. und ileoing., N. lumboinguin.; inguinale Lymphknoten. Versuche auch Lymphgefäße zu präparieren, was manchmal recht gut geht!

Bemerkungen zur ersten Abgabe: Die A. circumfl. ilei superf. tritt erst weiter seitlich durch die Fascie aus.

2. Abgabe: Regio inguinalis tief.

a) *Vorbereitung*: In der Regio subing. wird die Haut vernäht. (Hier wird erst beim Bein weiter präpariert.)

b) Säuberung der *Aponeurose* und eines fingerbreiten Streifens des M. obliq. abd. ext. Äußere Öffnung des Leistenkanales, Lig. teres bzw. Samenstrang, N. ileoing. Indem man von dem Obl. ext. die Fascie entfernt, überzeugt man sich, daß letztere beim Übergang auf die Aponeurose mit dieser verwächst und aufhört. Was die Praktiker als oberflächliche Fascie in der Regio inguin. bezeichnen, ist nicht die Fortsetzung der Muskelfascie, sondern lockeres Bindegewebe.

c) T-Schnitt durch die Aponeurose des Obl. ext., wobei durch den horizontalen Schnitt nicht die Rectusscheide verletzt werden und der schiefe Schnitt nicht in die äußere Öffnung des Leistenkanals eindringen darf; vielmehr wird lateral von der Öffnung des Kanals ein kleiner Ergänzungsschnitt abwärts bis an das Lig. inguin. heran gemacht, um die ganz genaue Verfolgung aller Schichten bis an das Lig. inguin. heran sicherzustellen, worauf viel ankommt.

Der M. obl. abd. ext. mit seiner Aponeurose wird nach beiden Seiten auseinandergeschlagen; man findet die *erste intermuskuläre Fascie* und in ihr N. ileohypog. und N. ileoing.

d) Man durchschneidet die erste Fascia intermuscul. mittels T-Schnittes und legt sie genau bis an das Lig. ing. heran zurück, um klar zu sehen, wieweit der *Obliq. int.* entspringt und wie er sich von da an medial zum Lig. ing. verhält.

e) T-Schnitt durch den Obl. int., Zurückschlagen desselben nach beiden Seiten. Dies läßt sich oft nicht vollständig ausführen, weil der Muskel nicht bis unten hin von dem Transversus getrennt ist; *zweite intermuskuläre Fascie.*

f) T-Schnitt durch die zweite intermuskuläre Fascie, Zurücklegen derselben. Diese Fascie ist dünner als die erste. *Transversus abdominis.*

g) T-Schnitt durch den Transversus abdominis (schone dessen Fascie!). Zurücklegen desselben.

h) Durchschneiden der Fascia transvers., Präparation des Raumes zwischen dem Lig. ing. und dem Umschlag des Peritoneum (*Bogros'scher Raum*), ohne an der medialen Seite in den prävesikalen Raum einzudringen und ohne das Bauchfell im geringsten nach oben zu schieben bzw. hinter demselben in die Höhe zu gehen. Man trifft A. und V. epigastr. inf., Ramus pub. dieser Arterie, A. sperm. int. u. ext., Lig. teres bzw. Ductus deferens, A. und V. iliaca ext., Lymphknoten, N. lumboing. Die A. und V. circumfl. ilei liegen nicht eigentlich im Bogros'schen Raume, sondern unterhalb der Vereinigungsstelle der Fascia transvers. mit der Fascia iliaca; die Faszie muß also eingeschnitten werden, um die Gefäße freizulegen.

Bemerkungen zur zweiten Abgabe. — Der *Samenstrang* ist von der äußeren Öffnung des Leistenkanales an von der Fascia Cooperi bedeckt, welche am Rande dieser Öffnung angewachsen ist und sich nicht auf die Aponeurose fortsetzt. — Der *Bogros'sche Raum* ist ein keilförmiger Raum, der an der lateralen Seite zugespitzt endet und an der medialen Seite mit dem prävesikalen Raume zusammenhängt; er ist begrenzt vorn von der Fascia transvers., hinten von der Fascia iliaca, unten vom Lig. inguin. bez. von der Verbindung der Fascia transvers. mit der Fascia iliaca, oben vom Umschlag des Peritoneum. Aus dem Bogros'schen Raume führt der Can. femor. in die Fovea ovalis. — Der Canalis femoralis ist begrenzt vorn durch das Lig. ing., hinten durch Pecten ossis pubis, lateral durch V. fem., medial durch Lig. Gimbernati; er ist verschlossen durch das Septum can. femor., eine Fortsetzung der Fascia transvers., zuweilen durch einen Lymphknoten (Rosenmüller'sche Drüse). — Die *V. iliaca* liegt medial von der Arterie. — Die *A. epigastr. inf.* tritt normalerweise in Höhe des Lig. ing. aus der Iliaca ext. aus, jedoch nicht selten höher, in welchem Falle sie dann erst einen Bogen nach unten beschreibt. Sie ist von zwei Venen begleitet. Sie gibt nach der medialen Seite den Ramus pubicus ab, der oberhalb des Lig. ing. läuft. Aus ihm kommt die A. spermat. ext. Oft bildet der Ramus pubicus die A. obturat. — Die Einmündung der *V. circumfl. ilei* in die V. iliaca ext. liegt höher als der Austritt der A. circumfl. aus der A. iliaca ext.; indem die V. circumfl. an der A. iliaca ext. vorbei geht, liegt sie meist vor dieser, manchmal aber auch hinter ihr. — Der *Ductus deferens* umschlingt sich mit der A. epigastr. inf.; dabei liegt der Ductus zuerst vor, dann lateral, dann hinter der Arterie. Das *Lig. uteri rotundum* verhält sich wie der Ductus deferens.

3. Abgabe = 1. Situs intra-Abgabe: Zeichnung.

Vorbemerkung. — Je nach Umständen wird entweder Situs intra und extra oder Damm früher präpariert. In dem einen Falle würde die Zeichnung des Situs der Baucheingeweide, in dem anderen der Damm (beim Weibe) bzw. die erste Dammabgabe (beim Manne) die 3. Abgabe sein.

Vorbereitung. — Man macht einen Schnitt durch die Bauchwand in Mittellinie oberhalb des Nabels, lieber eine Spur links, auf keinen Fall rechts von der Mittellinie (um die Plica falcif. hep. nicht zu verletzen), hebt mit hakenförmig gekrümmtem Zeigefinger der linken Hand die Wand an, um Luft in die Bauchhöhle zwischen Wand und Eingeweide dringen zu lassen, damit beim weiteren Aufschneiden nicht die an der Wand anliegenden Eingeweide verletzt werden, und schneidet dann erst nach oben bis zum Proc. xiph., dann abwärts bis zum Nabel und von hier ab- und seitwärts zur Spina ilei ant. sup. d. und s.; kurze Entspannungsschnitte von der Spina am Lig. ing. hin werden hinzugefügt.

a) Man betrachtet an der Innenfläche des Lappens die drei Plicae und die drei Gruben, am oberen Lappen die Plica falcif. hep.

b) Man zieht die drei Lappen der Bauchwand möglichst auseinander und fixiert sie durch Haken. Dann wird die *Zeichnung* von der Lage der Eingeweide gemacht. Dabei muß die Versuchung, die Eingeweide zu verlagern, absolut unterdrückt werden, bis die Zeichnung angefertigt und abgeliefert ist. Es empfiehlt sich, die verschiedenen Gebilde durch verschiedene Farben hervorzuheben.

Bemerkungen zur dritten Abgabe. — Die Plica vesico - umbil. later. ist individuell sehr verschieden entwickelt, in manchen Fällen außerordentlich hoch, in manchen sehr flach. — Die *Lage der Baucheingeweide*, namentlich die der Därme und des Netzes, variiert ganz außerordentlich. Wenn man 100 Fälle gesehen hat, so ist der 101. doch noch wieder anders. Deshalb sollte man bestrebt sein, so viele Fälle von Bauchsitus als nur möglich zu sehen. Es kommt vor, daß der Dickdarm sehr eng, es kommt auch vor, daß der Dünndarm sehr weit ist; auch der Magen wird in einzelnen Fällen sehr eng, röhrenförmig, getroffen. Die Darmgase brauchen in dem Zustand, wie man sie in der Leiche findet, nicht schon im Leben vorhanden gewesen zu sein, sondern können sich nach dem Tode durch weitergehende Zersetzung gebildet haben.

4. Abgabe = 2. Situs intra-Abgabe: Lage der Eingeweide ohne Präparation.

a) *Omentum majus.* — Man beginnt damit, das Omentum majus aufzuheben und dasselbe, falls es zusammengeschoben ist, auszubreiten. Versteckt es sich zwischen den Därmen, oder reicht es gar ins kleine Becken hinab, so wird es *langsam* hervorgezogen, wobei man aufmerksam die Lagebeziehungen aufklärt. Ist es unten angewachsen, so schneidet man die angewachsenen Stücke so ab, daß sie an ihren Plätzen bleiben. Man schiebt jetzt eine Hand unter das Netz, faßt es mit spitzen Fingern ventral und dorsal und sucht die beiden Wände des Beutels auseinanderzuziehen, was in sehr verschiedenem Maße, bald mehr, bald weniger, manchmal gar nicht möglich ist. Auch hält man es gegen das Licht und macht sich klar, warum man es ein „Netz" nennt, nämlich, daß es von feinen Lücken durchsetzt ist, die allerdings zum großen Teil durch das Aufheben entstehen.

Bei der weiteren Orientierung gehe der Präparant durchaus geordnet vor; planloses Herumfahren in der Bauchhöhle ist Zeitvergeudung und führt nicht zur Klarheit; gründliches Durchdenken (nicht mechanisches Auswendiglernen) sollte vorausgehen. Der Präparant mache sich gleich klar, daß die Bauchhöhle durch das Mesocolon und Colon transv. in ein oberes und ein unteres Stockwerk, das untere durch das Mesenterium des Jejunum und Ileum in eine linke und rechte Kammer geschieden ist, und daß in dem oberen Stockwerk das For. epipl. (Winslowii) in die Bursa omentalis hineinführt.

b) *Untere linke Abteilung*: Man lege das Mesocolon mit dem Colon transv. und Oment. majus nach oben, das Mesent. des Jej. und Ileum nach rechts, suche auf: Unterfläche des Mesocolon, linke Fläche des Mesent. des Jej. und Ileum, Flex. duodeno-jej., Recessus duodeno-jej., Flex. coli sin., Plica phrenicocol., Colon desc., Flexura sigm. mit ihrem Mesent., Recessus intersigm.

c) *Untere rechte Abteilung*: Mesocolon mit Colon transv. und Oment. majus bleiben nach oben gelegt, das Mesent. des Jej. und Ileum werden nach links geschlagen; man suche auf: Coecum, Einmündung des Ileum in dasselbe, Proc. vermif., Rec. retrocoec., Rec. ileocoec. inf., Rec. ileocoec. sup., Colon asc., Flex. coli dextra, Pars desc. duodeni.

d) *Oberes Stockwerk*: Mesocolon mit Colon transv. und Omentum majus werden nach unten geschlagen; man sucht auf: Leber, Gallenblase, Magen, Milz, Plica falcif. hep., Verbindung des stumpfen Leberrandes mit dem Zwerchfell, Lig. triang. sin., Omentum minus, Lig. hepatoduod., Lig. hepatocol., Lig. gastrolien., For. Winslowii. Letzteres soll *gezeigt*, nicht gefühlt werden, d. h. man soll sich nicht darauf beschränken, den Finger durch dasselbe zu stecken, sondern soll mit der einen Hand die Leber nach oben und vorn, mit der anderen Hand den Magen nach unten und links ziehen.

e) *Bursa omentalis*: sie ist am schwersten zu verstehen, weil sie einstweilen noch geschlossen bleiben muß (s. später).

Bemerkungen zur vierten Abgabe. — Das *Omentum majus* ist der untere Abschnitt des Mesogastrium; das Mesogastr. ist das Mesent. des Magens. — *Mesenterien* sind Platten, durch welche Abschnitte des Verdauungsrohres an der Bauchwand befestigt sind. Man unterscheidet ein ventrales und fünf dorsale Mesenterien, letztere gewöhnlich allein Mesenterien genannt. Das *ventrale Mesenter.* wird dargestellt durch Plica falcif. hep. und Oment. minus; in dasselbe ist die Leber eingelassen. (Dorsale) Mesenterien haben Magen, Jejunum und Ileum, Proc. vermif., Colon transv., Flex. sigm. Keine Mesenterien haben Duodenum, Colon asc., Colon desc., Rectum. (Das Rectum wird von da an gerechnet, wo das Mesent. der Flexur aufhört, von der Grenze des zweiten und dritten Sacralwirbels.) — Das *Mesent. des Magens* (Mesogastrium) besteht aus zwei Stücken, einem oberen und einem unteren. Beide Stücke unterscheiden sich in zwei Punkten: 1. das obere Stück geht *direkt* zurück, das untere bildet eine *Falte.* 2. Das obere Stück geht bis an die *hintere Bauchwand*, das untere erreicht dieselbe nicht, sondern endigt vorher am *Colon transv.* (Embryonal ging es bis an die Wand zurück.) — Das *Mesent. des Jejunum und Ileum* hat eine rechte und eine linke Fläche; es ist befestigt an der vorderen Seite der Wirbelsäule von der linken Seite des ersten Lendenwirbels bis zur rechten Artic. sacroiliaca. — Das *Mesent. des Colon transv.* (Mesocolon) hat eine obere und eine untere Fläche; es ist befestigt quer herüber in Höhe des ersten Lendenwirbels. — Das *Mesent. der Flex. sigm.* hat eine obere zugleich rechte und eine untere zugleich linke Fläche; es ist befestigt in der linken Fossa iliaca und darüber hinaus an der Wand des kleinen Beckens.

Recessus. — Es gibt fünf Recessus: Rec. duodenojej., Rec. retrocoec., Rec. ileocoec. inf., Rec. ileocoec. sup., Rec. intersigm. Der *Rec. duodenojej.* liegt auf der linken Seite der Flex. duodenojej.; er wird begrenzt rechts von der Flex. duodenojej., links von einer Falte, die erzeugt wird durch die A. col. sin. und V. mesent. inf.; oben durch das Mesocolon. — Der *Rec. retrocoec.* findet sich an der Rückseite des Coecum; er wird rechts und links durch eine Falte des Peritoneum begrenzt. — Der *Rec. ileocoec. inf.* findet sich an der unteren Seite der Einmündung des Ileum in das Coecum; wird begrenzt oben von dem Endstück des Ileum, unten von dem Mesenteriolum des Proc. vermif. — Der *Rec. ileocoec. sup.* findet sich auf der oberen Seite der Einmündung des Ileum in das Coecum. — Der *Rec. intersigm.* findet sich in der Mitte der Basis der unteren Fläche des Mesenteriums der Flex. sigm., dort, wo die Anheftung dieses Mesenteriums die Vasa iliaca ext. kreuzt.

Das Omentum minus ist eine dünne frontal gestellte Platte, die ringsherum befestigt ist. Wir finden seine Anheftung in folgender Weise: Wir gehen entlang an der kleinen Kurvatur des Magens bis zum Pylorus, dann am linken Rande des Lig. hepatoduoden. bis zur Porta hep., dann in der linken hinteren Längsfurche der Leber bis zum stumpfen Leberrande, dann am Zwerchfell bis zum For. oesophageum, womit wir wieder zurückkommen an die kleine Kurvatur.

„*Ligamente*". — Bänder, wenn man darunter Streifen versteht, welche zwei freie Ränder haben, so wie es der Sprachsinn fordert, gibt es unter den peritonealen Bildungen *überhaupt nicht.* Das einzige Ligament ist das Lig. hepatoduoden., und auch dieses ist eine Abstraktion, nämlich der durch die Einlagerung von Ductus choled., A. hep. und V. portae verdickte rechte

Randstreifen des kleinen Netzes. Alles andere sind entweder *Falten* (Plicae), welche schleunigst in solche umgetauft werden sollten, so wie man es mit der Plica falcif. hep. schon getan hat, oder es sind *Stücke* des Mesogastrium oder des Omentum minus, die man willkürlich herausschneidet, ein unbeholfener Versuch, zur Klarheit zu kommen, der aber nur zur Unklarheit führt; oder es sind gar Falten des Peritoneum, die nur durch *gewaltsames Erheben* von Organen *momentan* hervorgerissen werden. — Die *Plica falcif. hep.* ist eine dreieckige Platte, von deren drei Rändern der vordere befestigt ist an der vorderen Bauchwand vom Nabel bis zum Spiegel des Zwerchfells, der hintere auf der oberen Fläche der Leber von der Incis. hep. bis zum stumpfen Leberrande, wo er mit dem vorderen Rande zusammentrifft; der untere Rand ist frei und trägt das Lig. teres hep. — Das sogen. *Lig. coronarium hepatis* gibt es nicht, denn indem die Leber dem Zwerchfell breit anliegt, geht das Bauchfell unmittelbar auf die Leber über, ohne ein Ligament zu bilden. Nur links und rechts, wo sich die Leber vom Zwerchfell entfernt, kommt es zur Ausbildung von Falten, des *Lig. triang. sin.* und *dextrum*, von denen das letztere so weit hinten in der Nierengegend liegt, daß es von vorn nicht gesehen und nur schwer gefühlt werden kann. — Das *Lig. hepatoduoden.* ist der verdickte rechte Randstreifen des Omentum minus. — Das Lig. hepatocol. erscheint als eine Verbreiterung des Omentum minus nach rechts, welche einerseits an der Gallenblase, andererseits an der Pars horiz. sup. des Duodenum befestigt ist. Es variiert beträchtlich, fehlt zuweilen ganz und ist in manchen Fällen sehr ausgedehnt. In solchen verdeckt es dann den Zugang zum For. epipl. — Das *Lig. phrenicocol.* ist eine horizontal gestellte Platte zwischen dem Zwerchfell und der Flex. coli. sin., welche ihren freien Rand nach vorne wendet. — Das *Lig. gastrolienale* ist derjenige Abschnitt des Mesogastrium, welcher vom Fundus des Magens zum Hilus der Milz geht; es ist sagittal gestellt. Es würde besser „Pars gastro-lienalis mesogastrii" genannt. — Ein *Lig. phrenicolienale* gibt es nicht; der Anschein eines solchen entsteht nur dann, wenn man die Milz, um sie sichtbar zu machen, nach vorn zieht und damit eine Falte des Bauchfells künstlich erzeugt. Übrigens könnte, wenn hinter dem Hilus der Milz ein solches „Ligament" sich fände, dasselbe nicht ans Zwerchfell, sondern es müßte an die Niere gehen, und man müßte es dann mit Huschke Lig. splenorenale nennen, welches aber auch nicht existiert. — Ein *Stück des Mesogastriums* ist *unbenannt*; es ist aber wichtig, auf dasselbe besonders hinzuweisen, weil ohne dasselbe der Abschluß der Bursa omentalis nicht völlig verstanden werden kann. Es ist das *oberste* Stück des Mesogastrium vom oberen Rande des Lig. gastrolien. bis zum For. oesophag. Es verbindet das Anfangsstück der großen Kurvatur des Magens mit dem Zwerchfell, wäre also als „*Pars phrenicogastrica mesogastrii*" zu bezeichnen. — Die *Plica gastro-pancreatica* ist eine sagittal gestellte, in der Bursa omentalis gelegene, zwischen Zwerchfell und kleiner Kurvatur des Magens ausgespannte, durch die A. gastrica sin. bedingte Falte, welche ihren freien Rand nach unten wendet.

Das *For. Winslowii* führt von rechts nach links aus der großen Bauchhöhle in die Bursa oment. Es wird begrenzt vorn durch das Lig. hepatoduoden., hinten durch die V. cava asc., oben durch den Lobus caud. der Leber und unten durch die Pars horiz. sup. des Duodenum.

Die *Bursa omentalis* wird begrenzt: vorn durch den Lobus caud. der Leber, das Omentum minus, die hintere Fläche des Magens und das vordere

Blatt des Omentum majus; hinten durch das hintere Blatt des Omentum, Colon transv., obere Fläche des Mesocolon, hintere Rumpfwand und an ihr Pancreas und Zwerchfellschenkel; unten wird die Bursa abgeschlossen durch den Umschlag des vorderen Blattes des Omentum majus in das hintere; nach rechts wird die Bursa abgeschlossen unterhalb des Colon transv. durch den Umschlag des Omentum, oberhalb durch den Ansatz des Omentum an die Pars. desc. duodeni; links unterhalb des Colon transv. durch den Umschlag des Omentum, oberhalb durch das Lig. gastrolien. und oberhalb von diesem durch die eben erwähnte Pars phrenicogastr. mesogastrii, endlich oben rechts von der Plica gastropancr. durch das Zwerchfell und links von dieser Falte durch die Pars phrenicogastr. mesogastrii, welche hier, durch die Wendung des Magens nach links veranlaßt, eine frontale Stellung angenommen hat.

5. Abgabe = 3. Situs intra-Abgabe: Präparation in situ.

a) *Inhalt des Lig. hepatoduoden.* — Ein Konpräparant zieht Leber und Duodenum stark auseinander, die Leber nach oben, das Duoden. nach unten. Der Präparant beginnt von rechts her; ist ein Lig. hepatocol. vorhanden, so wird es eingeschnitten bis an den Ductus choled. heran. Dieser wird verfolgt, zuerst nach unten bis an das Duod., dann nach oben bis zum Zusammentritt von Ductus cyst. und Ductus hep. und dann diese, der eine bis an die Gallenblase, der andere bis an die Leber, wobei man jedoch aufpassen muß, daß nicht die A. cystica verletzt werde, die davor liegt. Dann säubert man links davon die A. hep., dann, indem man Ductus und Arterie auseinanderzieht, die von vorn nach hinten abgeplattete V. portae. Auch auf Lymphknoten muß geachtet werden.

b) *A. und V. mesenter. sup.* — Bei der Präparation soll ein Konpräparant Hilfe leisten, indem er denjenigen Teil des Mesenteriums, an dem gerade präpariert wird, gespannt und glatt hält. Da das Mesent. gefaltet ist wie eine Krause, so kann immer nur ein Stück auf einmal glatt gehalten werden. Beim Präparieren gewinnt man eine klare Vorstellung von dem Verhältnis des „Peritoneum“ zum „Mesenterium“; man überzeugt sich, daß das Mesent. nicht eine Duplikatur des Bauchfelles ist, sondern daß das Bauchfell nur einen Überzug über das Mesent. liefert. Mesent. und Bauchfell identifizieren wäre ebenso, wie wenn man eine Wand mit der sie bekleidenden Tapete verwechseln wollte. Man lege bei der nun folgenden Präparation nicht nur die Gefäße frei, sondern beachte auch Nerven, Lymphknoten, ev. Lymphgefäße. Der Bauchfellüberzug *wird nur von der rechten Seite entfernt*, der der linken Seite sorgfältig geschont. Nach oben wird die Präparation bis an den unteren Rand des Pancreas geführt, aber nicht hinter das Pancreas gegangen, noch weniger dieses eingeschnitten. Nach der A. pancr. inf. wird gesucht, doch ist diese variabel. Suche auch die A. appendic. auf.

c) *A. und V. mesenter. inf.* — Diese werden auf der linken Seite präpariert, nachdem das Mesent. nach rechts hinübergelegt ist.

d) *Äste der A. coeliaca und zugehörige Venen.* — Man geht an der schon freigelegten A. hep. (bei a) nach links bis an die noch ungeteilte A. coelica und macht von da aus die Präparation der A. gastr. sin. und lienalis. Dabei muß das Omentum minus zerstört werden; der obere Rand des Pancreas wird etwas nach unten gedrängt.

Bemerkungen zur fünften Abgabe. — Im Lig. hepatoduoden. findet man vorn Ductus choled. und A. hepat., hinten V. portae, Ductus vorn rechts, Arterie vorn links. — Die *A. coeliaca* teilt sich fast unmittelbar bei ihrem Austritt aus der Aorta, so daß man einen Stamm derselben manchmal kaum findet. — Der Ramus sin. der *A. hepat.* entspringt oft selbständig, auch vereinigt mit der A. gastr. sin. — Die *A. gastr. dextra* entopringt entweder aus der gastroduoden. oder aus der hepat. — Die *A. gastroepipl. dextra* liegt nicht unmittelbar am Magen. — Die *A. lienalis* liegt z. T. am oberen Rande, z. T. hinter dem oberen Rande des Pancreas, die Vene liegt unter der Arterie, also hinter dem Pancreas. Die Arterie ist stets geschlängelt, oft sehr stark. — Die *V. mesent. sup.* liegt rechts von der Arterie; die *V. mesent. inf.* links. Die V. mesent. inf. steigt auf der linken Seite aufwärts und vereinigt sich hinter dem Schweif des Pancreas mit der V. lien.; das aus der Vereinigung hervorgegangene Gefäß geht hinter dem Pancreas horizontal nach rechts hinüber und vereinigt sich hinter dem Kopf des Pancreas mit der V. mesent. sup. zur V. portae. Es kommt auch vor, daß alle drei Venen sich zugleich vereinigen. — *A. colica dextra* und *ileocol.* können in einen Stamm vereinigt sein.

6. Abgabe = 4. Situs intra-Abgabe: Präparation der herausgenommenen Eingeweide.

Vorbereitung. — Herausnahme der Eingeweide. — Beim Herausnehmen muß darauf gepaßt werden, daß nicht Teile des Situs extra aus der Lage gebracht, noch weniger, daß sie entfernt werden. Dies betrifft Art. u. V. spermat. int., Niere, Nebenniere, Ureter. Das Oment. majus wird mit der Schere zuerst am Magen, dann auch am Colon transv. abgeschnitten und noch einmal für sich betrachtet. Schiebt man jetzt Magen und Colon auseinander, den Magen nach oben, das Colon nach unten, so hat man einen freien Einblick in die Bursa und kann sich dasjenige klarmachen, was hier vorher etwa noch nicht ganz deutlich war. — Das Jejunum wird an der Flex. duodenojej.

doppelt unterbunden und zwischen beiden Ligaturen durchschnitten. Ebenso wird das Ileum reichlich handbreit oberhalb des Coecum unterbunden und durchschnitten. Dann werden Jejunum und Ileum am Mesenterium abgeschnitten. Die Technik des Abbindens und Abschneidens wird *vorgemacht.* — Die Flex. sigm. wird an der Grenze des großen und kleinen Beckens doppelt unterbunden, Colon und Flexur zusammen herausgenommen. — Ductus choledochus, A. hep., V. portae werden mit der Schere einzeln durchschnitten, der Magen stark herabgezogen und der Ösophagus beim Austritt aus dem Zwerchfell unterbunden und durchschnitten. Darauf Milz, Magen, Pancreas, Duodenum im Zusammenhange in einem Stück herausgenommen. — Die Leber wird vorsichtig herausgenommen, um jede Verletzung des Zwerchfells zu vermeiden; zuerst wird die Plica falcif. bis an das Zwerchfell heran durchschnitten, dann die Verbindung der Leber mit dem Zwerchfell mehr mit den Fingern wie mit dem Messer gelöst, zuletzt die Leber von der V. cava inf. abgeschnitten, wobei der mit der Leber verwachsene Abschnitt der Vene mit dieser herauskommt.

Überlegung vor der Präparation. — Bevor die Präparanten beginnen, müssen sie sich überlegen, wie die Arbeit auf Mitarbeiter und Zeiten zweckmäßig zu verteilen ist, damit beim Abgeben alles in gutem Zustande sei. Zu diesen Überlegungen gehört folgendes: Aus Darmstücken, welche aufgeblasen und *getrocknet* werden sollen, muß nicht nur der Inhalt sauber *ausgespült*, sondern auch vor dem Abbinden und Aufpusten das Wasser vollständig *ausgedrückt* sein. Die aufgeblasenen Stücke müssen, ehe sie zum Trocknen gehängt werden, von anhaftendem *Fettgewebe* vollständig befreit sein, weil Fett das Trocknen erschwert und den Präparaten ein schmieriges Aussehen gibt. An den zum Trocknen bestimmten Stücken müssen die über die Ligaturen überstehenden Enden des Darmes möglichst *kurz abgeschnitten* werden, weil auch sie das Trocknen erschweren. Darmstücke, welche getrocknet sind, dürfen nicht nachträglich *zwischen feuchte Stücke* gelegt werden, weil sie Feuchtigkeit anziehen und wieder weich werden. Da die zum Trocknen aufgeblasenen Stücke eine Nacht gebrauchen, die Abgabe also erst am folgenden Tage stattfinden kann, so ist es besser, diejenigen Darmstücke, welche aufgeschnitten und ausgebreitet werden sollen, vor allem aber diejenigen, an denen die Schichtenpräparation zu machen ist, erst *am folgenden Tage* zu bearbeiten. Der Präparant denke daran, einige *Stecknadeln* dafür mitzubringen.

Wird aber das Schichtenpräparat doch schon am ersten Tage gemacht, so muß es von dem Brett, auf welchem es angesteckt war, *abgenommen*, zusammengerollt, mit den anderen Darmstücken in ein feuchtes (nicht nasses) Läppchen eingeschlagen und für die Abgabe *von neuem aufgesteckt* werden. Hat man unmittelbar im Anschluß an die Herausnahme nicht mehr viel Zeit zum Arbeiten, so sollte man doch die *fünf Stücke*, welche *getrocknet* werden müssen, noch erledigen, damit nicht noch ein dritter Tag gebraucht wird. Man sollte sich unbedingt einrichten, *am Tage nach der Herausnahme* für die Abgabe fertig zu sein.

Präparation. — Abzuliefern sind folgende 13 Stücke: je ein Stück Jejunum aufgeblasen getrocknet und feucht aufgeschnitten; je ein Stück des Ileum aufgeblasen getrocknet, feucht aufgeschnitten und mit Schichtenpräparation, und zwar hat *jeder der Präparanten* die Schichtenpräparation an einem eigenen Stück zu machen. Je ein Stück des Colon aufgeblasen getrocknet und feucht aufgeschnitten; Coecum mit Proc. vermif. und dem Endstück des Ileum aufgeblasen und getrocknet. — Leber, Magen, Milz, Pancreas und Duodenum. *Letztere beide bleiben in Verbindung miteinander!* — Folgendes zu bemerken: Die *feuchten* Darmstücke werden an der Mesenteriumansatzlinie aufgeschnitten. Das Ileumstück für *Schichtenpräparation* wird an den vier Ecken und an den Rändern festgesteckt, mit der Schleimhautseite nach oben, zuerst die Schleimhaut im ganzen zurückgelegt und dann, so gut es gehen will, mit scharfem Messer auch die Ringmuscularis von der Längsmuscularis getrennt. Es empfiehlt sich, ein zweites Stück mit der Schleimhautseite nach unten aufzuspannen und den Peritonealüberzug von der Längsmuscularis abzulösen. — An den getrockneten Darmstücken werden die Kuppen an beiden Enden abgeschnitten; das geschieht so, daß man die Stücke ganz behutsam umfaßt, um sie nicht zu verbeulen, ein spitzes Messer in der Nähe der Kuppe einsticht und das Abschneiden mit der Schere vollendet. — An dem getrockneten *Coecum* mit dem unteren Ende des Ileum werden in derselben Weise die beiden Kuppen weggeschnitten, darauf am Coecum *gegenüber der Klappe*, also an der *rechten Seite*, mit dem Messer eingestochen und mit der Schere ein viereckiges Fenster geschnitten. — *Magen*: Der Magen wird etwas unterhalb des Pylorus abgeschnitten, d. h. es wird ein kleines Stück des Duodenum am Magen gelassen, nach Ausspülen des Inhaltes und Ausstreifen des Wassers *vorübergehend* aufgeblasen und das Peritoneum abpräpariert, und zwar *ohne Unterbrechung*, wobei der Magen in ein feuchtes Tuch einzuschlagen ist, mit Ausnahme der Stelle, an der gerade gearbeitet wird. Sobald der Bauchfellüberzug entfernt und von der Anordnung der Muskelhaut Kenntnis genommen worden ist, wird der Magen *unverzüglich* an der großen Kurvatur aufgeschnitten und ausgebreitet, damit die *Schleimhaut noch in feuchtem Zustande* betrachtet werden könne. — *Milz*: A. und V. lien. werden am Pankreas präpariert, wobei die feinen Zweige, welche von ihnen ins Pankreas gehen, beachtet aber durchschnitten werden. Dadurch wird die Milz frei mit ihren Gefäßen, deren Zweige *bis an die Milzsubstanz heran* gesäubert werden. Dann wird das Organ durch einen langen Schnitt von der konvexen Seite gegen den Hilus so vollkommen durchschnitten, daß es auseinandergeklappt werden kann und, falls es weich, d. h. das Blut durch die Konservierung nicht geronnen ist, unter sanftem Wasserstrahl geknetet, um die Pulpa auszuwaschen und die Trabekel zur Anschauung zu bringen. — *Pankreas und Duodenum bleiben in Verbindung.* Die Oberfläche des P. wird mit scharfem Messer sorgfältig gesäubert, so daß die Läppchen deutlich sichtbar werden, was etwas Mühe macht, weil der Bauchfellüberzug auf der vorderen Fläche sehr dünn und das Bindegewebe auf der Rückseite sehr zart ist, dann durch einen durch die hintere Fläche in der Achse des Organes vorsichtig eindringenden Schnitt der Ductus pancreat. aufgesucht. Ist davon ein Stück gefunden, so wird mit der *feinen* Schere ein kleines Loch in den Gang gemacht, aber dieser *nicht durchgeschnitten* und eine feine Sonde eingeführt. Unter Leitung der letzteren wird der Gang sowohl bis gegen das Ende des Schweifes wie bis an das Duodenum heran freigelegt, auch der Ductus accessorius gesäubert und auch der Ductus choledochus bis an das Duodenum heran bzw. bis zu seiner Vereinigung mit dem Ductus pancr. präpariert. Vom Duodenum wird der Bauchfellüberzug entfernt, jedoch das Duodenum nicht vom Pancreas getrennt. Dann wird es an der konvexen (rechten) Seite aufgeschnitten, die Papille bzw. wenn deren zwei vorhanden sind, diese aufgesucht und Sonden durch sie in die Gänge eingeführt. — *Gallenblase*: Vom Ductus cysticus und von dem spitzen Ende der Gallenblase wird das weiche Fett entfernt, vorsichtig, um nicht Gang oder Blase zu verletzen, der Ductus hepat. durchschnitten, so daß man am D. cyst. sowohl ein Stückchen des Ductus choled. wie ein Stückchen des D. hepat. hat, und die Gallenblase von der Leber abgelöst, ohne sie zu verletzen. Dann wird die Galle ausgedrückt und der Versuch gemacht, die Blase vom Ductus aus aufzublasen. Glückt dies, so wird D. hep. und D. choled. abgebunden und die Blase getrocknet. Sind Steine in ihr enthalten, so bleiben sie drin und werden am folgenden Tage durch ein in die getrocknete Blase geschnittenes Loch hervorgezogen. Auch wird nach dem Trocknen ein Längsschnitt durch den Ductus gemacht, um die Spiralklappe zur Anschauung zu bringen. — *Leber*: Im Hilus werden die Äste des Ductus hep., der A. hep. und der V. portae, und zwar in dieser Reihenfolge, aufgesucht und gesäubert. In dem mit der Leber in Verbindung gebliebenen Stücke der V. cava inf. werden die in die V. cava eintretenden Lebervenen aufgesucht. Lig. teres und Lig. venosum werden festgestellt. An der unteren Fläche werden die Impressionen aufgesucht, welche den anliegenden Organen entsprechen; dies geht besonders gut, wenn die Leber durch Konservierung härter geworden ist. Dann wird die Leber auf die untere Fläche gelegt und durch einen langen glatten, von der oberen Fläche bis an den Hilus durchgehenden Schnitt das Organ so vollstänig durchtrennt, daß es auseinandergeklappt werden kann. Greife nicht auf die Schnittflächen! Man stellt sich jetzt mit der Leber in der Hand unmittelbar an ein Fenster mit dem Rücken gegen das Fenster, *so daß das Licht über die Schulter* des Beobachters auf die Schnittfläche fällt, und sucht die Läppchen auf. Es dauert immer *einige Sekunden, bei Ungeübten einige Minuten*, bis das Auge so scharf akkommodiert ist, um die Läppchen abgrenzen zu können. Da an den durch die Konservierung veränderten Organen nicht alle Stellen gleich deutlich sind, so muß man über die Fläche hin *suchen*. Man achte genau auf Größe, Form und Farbe der Läppchen, ihre zentrale und peripherische Zone, Niveauunterschiede und Transparenzunterschiede zwischen beiden.

Bemerkungen zur sechsten Abgabe. — Der *Pylorus* ist am Leichenmagen so gut wie immer geschlossen. — Im *Magen* finden sich, wenn er nicht durch Inhalt stark ausgedehnt war, Schleimhautfalten, diese sind keine Leichenerscheinung, sondern sie sind bedingt durch geringen Füllungszustand. Von ihnen genau zu unterscheiden sind fleckige Verdickungen der Schleimhaut („État mammilloné“), welche sich gelegentlich als Folgen chronischen Katarrhs der Schleimhaut finden. Zuweilen wird „Sanduhrmagen“ getroffen, d. h. ein Zustand, bei welchem eine mittlere Partie eng und beide Enden weit sind; dies beruht auf einer Funktionsphase, in welcher der Magen zufällig beim Tode erstarrt ist. Davon zu unterscheiden sind narbige Einziehungen, welche gelegentlich als Folgen von Magensgeschwüren entstanden sind. — Die *Kerkringschen Falten* sind ringförmige Falten der Schleimhaut im Jejunum, welche aber nicht isoliert ringsherum verlaufen, sondern sich teilen und sich mit Nachbarfalten verbinden. — Die *Knötchenfelder* (Peyerschen Haufen) sind elliptische Felder von sehr verschiedener Größe im unteren Abschnitt des Ileum, welche von Lymphknötchen eingenommen werden. Sie stehen gegenüber dem Ansatz des Mesenterium, mit ihrer Längsachse der Längsrichtung des Darmes parallel. — Die *Valvula coli* findet sich an der Einmündung des Ileum in den Dickdarm, also auf der linken Seite des letzteren; sie wird gebildet durch zwei horizontale Falten, eine obere und eine untere, welche am vorderen und hinteren Ende des durch sie begrenzten Schlitzes in je eine Falte zusammenfließen. Die letzteren laufen entweder bis zur rechten Seite herum und gehen hier in einander über, oder sie endigen vorher; im ersten Falle ist das Coecum vollständiger vom Colon asc. abgegrenzt. — Die *Taenien* sind Längsstreifen des Colon und der Flex. sigm., welche durch stärkere Anhäufung der Längsmuskul. entstanden sind; es gibt ihrer drei: T. oment., T. mesent. und T. libera. — Die *Haustra* sind Ausstülpungen des Colon zwischen den Taenien. — Die *Papilla duodeni* ist eine kegelförmige Erhebung an der linken Seite der Pars desc. duod., auf deren Spitze sich die Öffnung für die gemeinsame Mündung des Ductus pancr. und Ductus choled. findet. Münden beide Gänge getrennt, so gibt es zwei Papillen. — Der *Ductus pancr.* liegt in der Achse des Pancreas, der hinteren Fläche näher als der vorderen. — An der *unteren Fläche der Leber* finden sich folgende Impressionen. Die Impr. gastr. an dem linken Lappen und am Lobus quadr. für den an die kleine Kurvatur anstoßenden Abschnitt und für den Pylorusteil des Magens; die Impr. duod. am rechten Lappen neben dem Hilus; die Impr. colica am unteren Rande des rechten Lappens für die Flexura coli dextra; die Impr. renalis an der unteren Fläche des rechten Lappens für die oberen zwei Drittel der vorderen Fläche der rechten Niere; die Impr. supraren. am rechten Lappen oberhalb der Impr. renalis für die Nebenniere. Die letzte dieser Impressionen liegt im Bereiche des vom Bauchfell nicht überzogenen, also mit dem Zwerchfell unmittelbar verbundenen Abschnittes der Leber, alle anderen im Bereiche des vom Bauchfell überzogenen Abschnittes. An der Unterfläche der Leber findet man drei bez. fünf Furchen: die horizontale Querfurche oder Porta und die rechte und linke Längsfurche, welche durch die Querfurche in je eine vordere und hintere Längsfurche geteilt werden. Diese fünf Furchen enthalten: die Porta den Ductus hep., die A. hep. und die V. portae; die vordere rechte Längsfurche die Gallenblase; die hintere rechte Längsfurche die V. cava. inf.; die vordere linke Längsfurche das Lig. teres hep.; die hintere linke Längsfurche das Lig. venosum. — Die Lebervenen treten aus der Lebersubstanz unmittelbar in die V. cava inf. ein. — Die Leberläppchen stellen sich auf dem Schnitt dar (sage nicht: „sind“) als unregelmäßig rundlich eckige Felder von etwa 1 mm Größe, an denen der zentrale und peripherische Abschnitt meist Unterschiede der Farbe, auch solche der Transparenz und des Niveaus aufweisen. Die kleine *Vene im Zentrum* des Läppchens sieht man *mit bloßem Auge nicht.* — Die *Gallen*blase liegt schief; der stumpfe Pol vorn unten rechts, der spitze Pol hinten oben links, der Ductus cysticus macht daher, wenn die Leber nicht emporgeklappt, sondern in ihrer natürlichen Lage belassen ist, eine scharfe Biegung. — Von einem Hilus der *Milz* kann man nicht in demselben Sinne sprechen wie von einem solchen bei anderen Organen, etwa Niere oder Lunge, als von einer Vertiefung, in welcher die

Gefäße ein- und austreten; die Gefäße treten vielmehr auf einer Linie an das Organ, ohne daß hier eine Einsenkung vorhanden wäre.

7. Abgabe: Situs extra.

Vorbemerkung. — Zu allererst sind Art. und V. spermatica interna (ovarica beim Weibe) aufzusuchen, damit diese nicht beim Präparieren unbeachtet weggeschnitten werden. Man suche weiter auf dem Durchschnitt durch das Mesenterium und an ihm das Peritoneum, den Ansatz des Mesenteriums der Flexura sigm., die Plica phrenicocolica, die Lage der Niere; man messe den Abstand zwischen Darmbeinkamm und unterem Nierenpol, beachte die Lage von Ureter, Aorta, V. cava inf., Arteriae und Venae renales, N. genitofemoralis, N. cutaneus femoris lateralis, an der Unterseite des Zwerchfells das Foramen venae cavae inf., Foramen oesophageum, Aa. phrenicae inf., die A. coeliaca, mesenterica sup., inf., mesenteriale Lymphknoten, Plexus coeliacus.

Präparation. — Es darf absolut nicht in das kleine Becken hineinpräpariert, die Vena iliaca ext. nicht nach der medialen Seite überschritten werden!

a) *Fossa iliaca.* — N. genitofem., spermaticus externus, lumboinguinalis, cutaneus femoris lateralis, V. und A. spermatica interna, A. und V. circumflexa ilei mit epigastrica lateralis, A. ileolumbalis, A. und V. iliaca externa, M. psoas minor, major, iliacus, tranversus abdominis, obliquus abdominis internus, externus, N. femoralis. Schone das Ligamentum inguinale!

b) *Mittlere Region.* — Plexus sympathicus an der Aorta, Grenzstrang des Sympathicus, links neben der Aorta, rechts bedeckt durch die V. cava inf., Plexus coeliacus, Splanchnicus major, minor, Ganglion solare, V. und A. renalis. Nebenniere rechts, links. Dabei wird auf der linken Seite zuerst die vordere Fläche der Nebenniere und der angrenzenden Teile der Niere von Fett befreit, die Gefäße zur Nebenniere werden präpariert, die Nebenniere selbst aber wird in der Lage gelassen, bis man sich genau über ihre Gestalt und Lage und die Beziehung zu den Nachbargebilden: Niere, V. und A. renalis, Aorta, Zwerchfell unterrichtet hat. Auf der rechten Seite wird das die Nebenniere bedeckende Stück der V. cava inf. emporgebogen und dann in derselben Weise die Gefäße zu der Nebenniere präpariert und die Lagebeziehung festgestellt.

c) *Zwerchfell.* — Vor der Präparation des Zwerchfells müssen beide Nieren herausgenommen werden, jede mit der gleichseitigen

Nebenniere; vorher werden die Aa. und Vv. renales durchschnitten, ebenso die V. spermatica interna etwas unterhalb der Einmündung in die Vena renalis, ferner die Ureteren drei Finger breit unterhalb des Nierenbeckens. — Präpariert werden zuerst Aa. phrenicae inf., dann Zwerchfell, Quadratus lumborum, Psoas, tiefe Aponeurosis lumbodors.

d) *Nieren und Nebennieren.*

1. *Nebenniere.* — Orientierung über Lage, Flächen, Ränder; Präparation der Arterien und Venen; Schnitt durch die Nebenniere; Betrachtung von Rinde und Mark.

2. *Niere.* — Präparation der Aa. und Vv. renales, des Ureters und des Nierenbeckens bis an die Niere heran. Anritzen der Kapsel am konvexen Rande; Ablösung derselben von der vorderen und hinteren Fläche (wird gezeigt); Abgrenzung eines Stückes der hinteren Fläche durch einen bogenförmigen Schnitt (wird gezeigt). In dem von diesem Schnitt begrenzten Felde wird die Nierensubstanz bis an den Sinus heran entfernt; dies geschieht mit Vorsicht, in kleinen Brocken, wobei aber doch der glatte, das Feld begrenzende, senkrecht zur Oberfläche in die Niere eindringende Schnitt bewahrt werden muß. Das Ergebnis dieser Präparation ist Freilegung der Arterienzweige innerhalb der Nierensubstanz und der Calyces. — Spaltung der Niere durch einen Mittelschnitt von der Konvexität bis an den Sinus, Entfernung des Fettes zwischen den Gefäßästen und zwischen den Calyces. Orientierung über Mark- und Rindensubstanz, Pyramiden, sogenannte Columnae, Malpighische Körperchen (letztere mit Lupe). Die Calyces auf der einen Nierenhälfte werden aufgeschnitten (falls sie nicht schon durch den Längsschnitt eröffnet sind), die Papillen aufgesucht; eine Papille wird abgewischt und dann durch Druck auf die Pyramide Harntröpfchen zum Austritt auf der Spitze der Pyramide gebracht. Betrachte den Vorgang genau! (Lupe).

Bemerkungen. — N. genitofemoralis liegt auf der vorderen Fläche des Psoas, N. cutaneus fem. lat. zieht schief über die Vorderfläche des M. iliacus und tritt hinter dem Lig. inguinale hindurch, einen Finger breit medial von der Spina ant. sup. ossis ilei. — Canalis femoralis s. bei Bauchhöhle. — Die Längsachse der Niere steht etwas schief, indem das obere Ende mehr medial wie das untere gelegen ist. Die „vordere" Fläche der Niere ist zugleich lateralwärts, die „hintere" zugleich medianwärts gerichtet; der konvexe Rand lateral- und rückwärts. — Die *A. renalis* teilt sich am oberen Rande des Sinus in einen vorderen und einen hinteren Hauptast. Aus diesen gehen die weiteren Äste hervor, welche zwischen den Pyramiden in die Nierensubstanz eintreten und hier als Aa. arcuatae an den Basen der

Pyramiden verlaufen, um radiäre Zweige sowohl in die Pyramiden wie in die Rinde abzugeben. Die Vene liegt im Sinus vorn, das Nierenbecken hinten. Gelegentlich kommt eine abnorme arterielle Versorgung der Niere vor in Form von isolierten weiter unten aus der Aorta entspringenden Gefäßen. — Die *Calyces* sind häutige Röhren, welche auf der einen Seite mit dem Nierenbecken verbunden sind und auf der anderen Seite an den Basen der Papillen ansetzen. — Die Nierensubstanz zerfällt in Marksubstanz und Rindensubstanz. Die Marksubstanz bildet 1. die Pyramiden, 2. die Markstrahlen. — Die *Pyramiden* sind kegelförmige Abschnitte der Marksubstanz, welche ihre Basen gegen die Oberfläche wenden und ihre Spitzen als Papillen in die Calyces hineinstecken. — Die *Papillen* sind die frei in die Calyces hineinragenden Spitzen der Pyramiden. — Die *Markstrahlen* sind feine zylindrische Fortsetzungen der Marksubstanz in die Rindensubstanz hinein, welche radiär zur Oberfläche gerichtet sind, aber die Oberfläche selbst nicht erreichen. — Die Rindensubstanz besteht 1. aus einer zusammenhängenden Schicht an der Oberfläche der Niere, 2. aus den „Columnae renales". Die sogenannten „*Columnae*" sind die Schnittbilder der wabenförmig angeordneten Rindensubstanz, welche die Pyramiden umgibt und von einander trennt.

B. Becken und Dammgegend. (5 bez. 4 Abgaben.)

Damm.

A. Männlicher Damm. (2 Abgaben.)

1. Abgabe.

Vorbemerkung. — Die Präparanten müssen sich, sobald die Leiche in Dammstellung aufgebunden ist, sogleich an die Arbeit machen und dabei bleiben, weil durch die Dammstellung andere Präparanten (obere Rumpfhälfte, Situs cavi cranii) gehindert werden. Sie müssen sich deswegen gut vorbereiten.

Vorbereitung. — Die Leiche wird in Dammstellung gebracht und festgebunden. Hierfür muß ein gut beleuchteter Platz ausgesucht werden. Das Scrotum wird durch je einen Haken nach rechts und links gegen die Oberschenkel gespannt. Die Umgebung des Anus wird gesäubert; Haare werden abgeschnitten. (Durch die Streckung der Beine und Ventralflexion derselben bei der Dammstellung werden ganz gewöhnlich die auf der Rückseite der Oberschenkel gelegenen Beuger der Unterschenkel zerrissen, was der Präparant später — bei der Präparation der Oberschenkel — mit Verdruß bemerkt.)

Äußere Untersuchung, Besichtigung, Betastung: Raphe scroti et perinei, Steißbeinspitze, Tubera ischiorum, Arcus pubis. Der Arcus pubis ist allerdings bei Leichen, welche durch Konservierung und Liegen steif geworden sind, nicht zu fühlen, bei frischen Leichen ist dies der Fall. An denjenigen Leichen, die durch Konservierung und Liegen schon steifer geworden sind, soll nicht katheterisiert werden, weil der zu befürchtende Schaden größer ist als der zu erhoffende Nutzen. So wünschenswert es ist, daß der Medizin-Studierende an Leichen Übung im Einführen des Katheters erlange, um nicht erst Lebende quälen zu müssen, so soll dies doch an frischeren (weicheren) Organen geschehen. Zum mindesten, falls nicht Zerreißungen entstehen, werden bei der gehärteten Harnröhre die Wände geglättet und ist der Anblick der (später aufzuschneidenden) Röhre verändert.

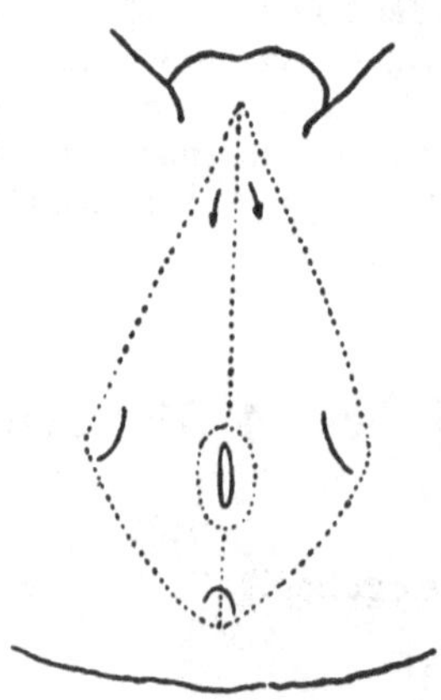

Fig. 9.

Hautschnitte: 1. Ein Schnitt von der Mitte der hinteren Fläche des Scrotum nach hinten bis einen Finger breit vor die Analöffnung, dann rechts und links in dem gleichen Abstande um die Analöffnung herum und hinten wieder in Medianlinie bis etwa zwei Finger breit nach oben über die Steißbeinspitze hinaus. Der Schnitt muß vorn sehr vorsichtig gemacht werden, weil die Haut dünn ist und die Tunica dartos präpariert werden soll. Man muß sich in gehörigem Abstande von der Analöffnung halten, weil, wenn hier nicht ein Hautstreifen stehen bleibt (die Haut ist elastisch und zieht sich!), die Orientierung verlorengeht. 2. Seitlicher Schnitt vom vorderen Ende des ersten zum Tuber ischii und von da bis zum hinteren Ende des ersten.

Präparation.

1. Tunica dartos, Sphincter ani externus. Im übrigen wird nur die Haut innerhalb des umgrenzten Feldes abgenommen.

2. Nn. und Aa. scrotales posteriores, transv. perinei, haemorrhoidales inf., M. transversus perinei superfic. Die Nerven und Gefäße werden bis an die Fascia obturatoria heran verfolgt, jedoch letztere nicht eingeschnitten; man fühlt an ihr mit dem Finger zu nach der A. pudenda communis. Das Fettgewebe aus der Fossa ischiorectalis wird entfernt, aber sowohl die Fascia obtur. wie die Fascia levatoris inferior und auch die Fascia glutaea erhalten. Bei alten Leichen mit einer gewissen Gewebsatrophie kommt es vor, daß man die Fascia lev. inf. wegnimmt — das wäre noch nicht so schlimm, man kann dann den Levator

präparieren — oder auch, daß man zwischen den Bündeln des Levator hindurch in die Beckenhöhle gerät oder den Levator an der Fascia obt. ablöst. Das ist dann sehr schlimm, weil dadurch das Verständnis des Beckenbodens und damit das des „Beckens" im Eingeweidesinne in Frage gestellt ist.

3. M. bulbocavernosus, ischiocavernosus, Unterfläche des Trigonum urogenitale zwischen Bulbocavernosus und Ischiocavernosus werden präpariert. Dabei wird die Verbindung zwischen Sphincter ani externus und Tunica dartos quer durchtrennt, die Dartos soweit nach vorn geschlagen, daß man den Bulbocav. bis an seinen vorderen Rand freilegen und den Übertritt seiner Sehne auf das Corpus cav. penis feststellen kann. Der Transv. perinei superfic. wird entweder quer durchschnitten und nach der medialen und lateralen Seite auseinandergeschlagen oder ganz entfernt.

Bemerkungen zur ersten Abgabe. — Die *Raphe* scroti et perinei erklärt sich aus der Verwachsung der ursprünglich offenen Geschlechtsfurche; ihre Deutlichkeit ist individuell verschieden. — Die *Tunica dartos* ist eine äußerst dünne sehr blasse Schicht von glatter Muskulatur unmittelbar unter der Haut; sie überzieht das Scrotum und reicht bis in das Perineum hinein. — Der *Sphincter ani ext.* ist nur zum sehr geringen Teile ringförmig; er entspringt vorn an der Raphe bulbi, und weil diese sich auch an der Rückseite des Bulbus aufwärts fortsetzt, so hat sein Ursprung hier eine Höhe von 1 cm; er hängt aber auch noch oberflächlicher mit der Tunica dartos zusammen. Er befestigt sich hinten an der Steißbeinspitze und am Ligamentum ano-coccygeum. — Das sogenannte „*Ligamentum ano-coccygeum*" ist mehr hervorgegangen aus dem Bedürfnis der Beschreiber, für den Sphincter eine feste Ansatzgelegenheit zu schaffen. Ein abgrenzbares „Band" gibt es hier nicht, nur ist das Bindegewebe in Medianebene dichter wie seitlich davon. In diesem dichteren Bindegewebe befestigt sich der Muskel und zwar bis zu einer gewissen Tiefe; z. T. auch in dem Bindegewebe, welches das untere Ende des Steißbeins nach außen (gegen die Haut hin) bedeckt; am Steißbein selber befestigt er sich garnicht so viel.

Das *Fettpolster* der Dammgegend unmittelbar unter der Haut hat eine eigentümliche und im Sinne des Präparanten unangenehme Beschaffenheit, indem es von straffen Bälkchen und Platten durchsetzt ist, wodurch es einen kammerigen Bau bekommt, der seine Widerstandsfähigkeit steigert. Mehr in der Tiefe, in der Fossa ischiorectalis verliert sich diese Beschaffenheit und es tritt der gewöhnliche Zustand des weichen Fettgewebes ein. Die Stränge jenes subkutanen Gewebes foppen den Präparanten, der beständig glaubt, Nerven vor sich zu haben, und der nicht selten, wenn er wirklich an die Nerven kommt, schon so verdrossen ist, daß das Präparat darunter leidet. Eine Erleichterung für den Präparanten liegt darin, daß die Gefäße und Nerven zusammenliegen und daß die Venen mit Blut gefüllt sind. Allerdings findet man bei alten Leuten, namentlich alten Frauen, oft sehr oberflächlich gelegene Venen, die stark mit Blut gefüllt, varicös erweitert sind und nicht auf die Spur von Nerven führen. Man beginnt das Suchen an den beiden Stellen, wo die Nerven und Gefäße oberflächlich sind, das ist 1. vorn, 2. medial neben dem Sphincter. Hat man Nerven gefunden, so verfolgt man sie entschlossen durch das Fett der Fossa ischiorectalis hindurch bis an die Fascia obturatoria. — Der *Musculus transversus perinei superfic.* ist äußerst variabel; er fehlt oft gänzlich. — Die *Fossa ischiorectalis* ist ein in doppeltem Sinne keilförmiger Raum, indem die laterale und die mediale Wand sowohl oben wie vorn zusammenkommen. Sie ist rings von Fascien umkleidet, die ineinander umbiegen, nämlich Fascia obturatoria, Fascia lev. inferior., Fascia glutea, Fascia superior trigoni urogenit. Nur unten gegen die Haut fehlt eine Fascie, denn eine gemeinsame Dammfascie gibt es nicht. Die Fascia glutea biegt nicht gleich am Rande des Gluteus maximus in die Fascia obturat. und Fascia lev. inf. um, sondern greift erst noch ein Stück weit auf die Oberseite des Gluteus maximus und biegt erst dann in die genannten beiden Faszien ein. Die Umbiegung der Fascia lev. in die Fascia obturat. liegt nicht erst da, wo der Levator an der Fascia obturat. entspringt, sondern viel weiter unten (hinten). Vorn geht die Fossa über unterhalb des Trigonum urogenitale in die Regio pudendalis, oberhalb in den Recessus anterior der Fossa selbst. Die Fossa ischiorectalis hat zwei Recessus, den eben genannten vorderen, der die schlechte Bezeichnung „Recessus pubicus" führt und besser „Recessus supratrigonalis" hieße, und einen hinteren, den man Recessus supraglutealis nennen könnte. Der Recessus anterior ist begrenzt: lateral, medial, oben ebenso wie die Fossa selbst, unten durch das Trigonum urogenitale bez. dessen obere Fascie, vorn ebenfalls durch die Umbiegung der Fascia lev. inf. in die Fascia obturat., hinten öffnet er sich in die Fossa.

2. Abgabe.

Hierbei wird auf die oberflächlichen Muskeln und Gefäße keine Rücksicht mehr genommen.

1. Der *Bulbocavernosus* wird neben der Raphe (nicht in Mittellinie) längs (sagittal) durchschnitten und nach der medialen und lateralen Seite zurückgeschlagen, so daß der Bulbus frei wird. Die *Glandulae bulbourethrales* werden aufgesucht.

2. Die *Harnröhre* wird bis an den Arcus pubis gegen die beiden Corpora cavern. penis abgegrenzt, in die Pars bulbosa derselben von unten mit dem Messer ein kleiner Einschnitt gemacht und dann mit der Schere, womöglich auf Hohlsonde, in Medianlinie die Harnröhre bis an die Symphyse und auch die Rückseite der Pars bulbosa aufgeschnitten. Man betrachtet die Längsfalten der Schleimhaut, die Morgagnischen Krypten und führt eine Sonde nach oben (der Körper aufrecht gedacht!) durch die Pars trigonalis und prostatica der Harnröhre bis in die Blase.

3. Die Harnröhre wird am Arcus pubis durchschnitten und vom Trigonum urogenitale so weit abgelöst, däß man den vorderen Rand des Trigonum sehen kann.

4. Die beiden *Corpora cavernosa penis* werden am Arcus pubis durchschnitten und nach der Seite zurückgelegt unter Ablösung vom Trigonum urogenitale, jedoch Erhaltung der Verbindung mit dem Knochen. Aufsuchen der *Arteria penis* im Trigonum bis zur Teilung in die Arteria dorsalis und Arteria profunda.

Zusatz. — Es läßt sich hier eine dritte „Abgabe" anschließen, bei welcher von unten her zwischen Prostata und Rectum eingegangen, die Rückseiten von Prostata, Samenblasen, Ductus deferentes freigelegt werden. Diese Art der Präparation ist sehr nützlich, um Verhältnisse anschaulich zu machen, die bei Operationen eine Rolle spielen. Es werden jedoch dabei einige Einzelheiten zerstört, die wir bei der Präparation der Beckenorgane von der Seite noch brauchen. Deswegen wird hier davon Abstand genommen.

Bemerkungen. — Das *Trigonum urogenitale* ist eine vierseitige, nahezu horizontal gestellte Platte, von deren vier Rändern die beiden seitlichen am Schambogen befestigt sind, der vordere vom Ligamentum praeurethrale eingenommen und der hintere frei ist. Es wird durchbohrt von der Harnröhre. Es besteht aus drei Schichten, dem Musculus trigoni = transversus perinei profundus, der einen Sphincter der Urethra darstellt, und der oberen und unteren Fascie. Seitlich, soweit das Corpus cavernosum penis dem Trigonum aufliegt, ist der Muskel sehnig. Zwischen dem Ligamentum praeurethrale und dem Ligamentum arcuatum pubis befindet sich eine Lücke, durch welche die Vena dorsalis penis (beim Weibe clitoridis) hindurchtritt. — Der *Bulbocavernosus* ist ein paariger Muskel. Er entspringt an der Raphe bulbi und geht von da vor- und seitwärts. Man muß in Betracht ziehen, daß der Bulbus eine nicht unbeträchtliche Dicke hat in der Richtung von oben nach unten, d. h. vom Trigonum gegen die Haut, daß die Raphe sich an der Rückseite des Bulbus nach oben zieht, und daß der Muskel auch hier entspringt, also den Bulbus wie eine Kappe einhüllt. Er befestigt sich mit seinem hinteren Abschnitt an der Unterfläche des Trigonum urogenitale, mit seinem vorderen Abschnitt umgreift er von unten her das Corpus cavernosum penis, wird sehnig und befestigt sich an der Albuginea des Corpus cavernosum penis. Mit dem Corpus cavernosum der Urethra ist er nicht verwachsen und läßt sich leicht von diesem lösen. — Die *Albuginea* des Corpus cavernosum penis ist bis hinten hin dick, ja gerade hinten noch besonders dick und fest und aufs festeste mit dem Knochen verbunden, indem sie mit dem Periost und durch dieses mit dem Ligamentum arcuatum pubis eine untrennbare Einheit bildet. Die Fascie des Obturator internus ist mit dieser Albuginea verwachsen. — Die *Arteria pudenda communis* liegt innerhalb der Fascia obturatoria (Alcockscher Kanal). — Die *Arteria penis* liegt innerhalb des Trigonum urogenitale, und zwar seitlich, wo der Musculus trigoni sehnig ist, bedeckt vom Corpus cavern. penis. Am vorderen Ende des Trigonum teilt sie sich in die Arteria dorsalis und profunda.

B. Weiblicher Damm. (Eine Abgabe.)

Vorbemerkung wie bei männlichem Damm.

Lagerung wie bei männlichem Damm.

Vorbereitung: Dammstellung, Säuberung.

Äußere Untersuchung: Besichtigung (vgl. Lehrbuch), Betastung. — Einführung des Katheters in die Harnröhre. Einführung des Zeigefingers der rechten Hand in die Scheide, wobei der Nagel nach hinten gewendet ist; der innere Muttermund wird gefühlt. (Nach der Untersuchung gut die Hand waschen!).

Hautschnitte: 1. Der erste Schnitt geht aus vom Mons pubis, läuft auf der Höhe der großen Schamlippen nach hinten,

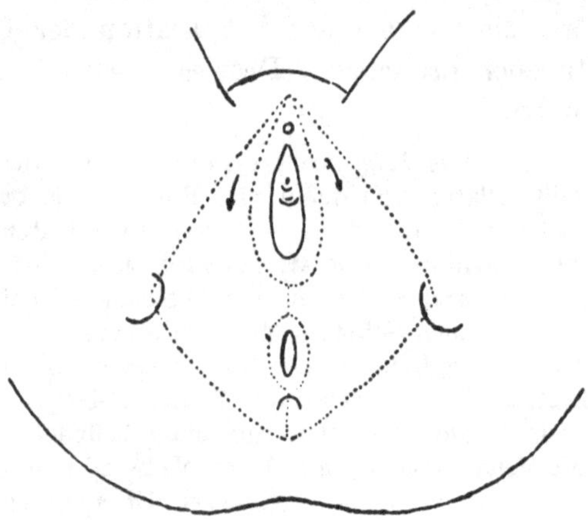

Fig. 10.

vereinigt sich hinter der Vagina mit dem der anderen Seite, trennt sich wieder von ihm, um die Analöffnung zu umfassen, vereinigt sich hinter dem Anus wieder mit ihm und endigt etwas oberhalb der Steißbeinspitze. 2. Wie beim Manne. — Die von dem ersten Schnitt umschlossenen Hautteile bleiben während der ganzen Präparation unverletzt.

Präparation. — Die Haut wird in dem durch die beiden Schnitte umgrenzten Felde abgetragen; nacheinander werden aufgesucht Nn. und Aa. labiales poster., haemorrhoidales infer., Sphincter ani externus, Transversus perinei superfic., Bulbocavernosus, Ischiocavernosus, untere Fläche des Trigonum urogenitale, Bartholinsche Drüsen. Die Fossa ischiorectalis wird präpariert wie beim Manne.

Bemerkungen. — Das *Trigonum urogenitale* wird durchbohrt von der Harnröhre und von der Scheide. — Die *Fossa ischiorectalis* ist geräumiger wie beim Manne wegen des weiteren Abstandes der Tubera ischiorum (s. bei männl. Damm).

Beckenorgane in der Lage von der Seite. (Zwei Abgaben.)

1. Abgabe.

Vorbemerkung. — Das Präparat ist von grundlegender Bedeutung für das Verständnis der Lage der Beckenorgane. Der Nutzen kann aber nur erreicht werden, wenn die in Betracht kommenden Gebilde nicht planlos herausgewühlt werden, sondern nur, wenn nach vorausgegangener Überlegung ganz planmäßig verfahren wird. Diese Überlegung muß schon beginnen bei der Zerlegung der Leiche. Deshalb ist es besser, der Präparant kümmert sich selber um diese.

Da bei diesem Präparat einiges beim männlichen und weiblichen Becken übereinstimmend zu sagen ist, und da dasjenige, was voneinander abweicht, ohnehin bei Damm und Beckenorganen hinreichend gewürdigt wird, so soll die Besprechung der männlichen und weiblichen „Beckenorgane in der Lage" zusammengezogen werden.

Vorbereitung. — Die Leiche wird (nach Präparation des Situs extra und des Dammes) zerlegt. Dabei wird die Wirbelsäule zwischen drittem und viertem Lendenwirbel durchtrennt. (Die Behaltung der beiden unteren Lendenwirbel am Präparat ist bedingt durch Rücksicht auf das später zu machende Beinpräparat; für das Beckenpräparat wäre sie nicht nötig.) Jetzt wählt man, mit welchem Beine man die Beckenorgane in Verbindung lassen will. Findet man, daß bei der Präparation des Situs extra doch auf einer Seite etwas ins kleine Becken hineingegangen ist, so nimmt man an dieser Seite das Bein ab; findet man bei einem weiblichen Becken, daß auf einer Seite ausgedehntere Adhäsionen in der Umgebung des Ovarium vorhanden sind, so nimmt man auf dieser Seite das Bein ab. — Man schneidet an der Seite, an welcher man das Bein abnehmen will, die Bauchwand am oberen Rande des Schambeins bis zur Medianebene ein; man durchschneidet den Ductus deferens der gleichen Seite in der Fossa iliaca; man nimmt den Harnleiter dieser Seite und beim Weibe auch die Arteria und Vena ovarica zu den Beckenorganen hinüber. Dann dringt man mit der einen Hand von oben her in das lockere Bindegewebe zwischen Bauchwand einerseits, Bauchfell und Eingeweiden andererseits ein und schiebt letztere von der Wand ab, wobei diejenigen Nerven und Gefäße, welche von der Wand zu den Eingeweiden gehen, mit Schere oder Messer durchschnitten werden. Dies betrifft Lig. vesico-umbilicale laterale, Arteria vesicalis inferior, A. deferentialis (beim M.), A. uterina (beim W.). Diese Trennung wird fortgesetzt bis an den Arcus tendineus der Fascia lev. Dann wird von unten her, d. h. von der Fossa ischiorectalis, der Levator ani durchschnitten, und zwar so, daß er der Hauptsache nach an den Beckenorganen bleibt. Es muß sorgfältig darauf geachtet werden, daß man beim Ablösen die Medianebene nicht überschreitet. Jetzt wird der Knochen durchsägt, und zwar erst hinten in Medianebene, so daß das Kreuzbein und womöglich auch das Steißbein halbiert wird, dann vorn etwas, aber doch nicht viel neben der Symphyse.

1. Orientierung *innerhalb des Peritoneums.* — Man beginnt damit, das Bein, welches die Beckenorgane enthält, senkrecht aufrecht zu stellen wie beim aufrechten Stehen. In dieser Lage muß es durch einen Konpräparanten gehalten werden, bis man sich genau über die Lagebeziehung der in der Peritonealhöhle enthaltenen Organe zum Horizont unterrichtet hat. Diese Stellung soll dem Präparat nicht nur flüchtig und einmal gegeben, sondern so oft wiederholt werden, als bei irgendeinem Gebilde der Beckenhöhle die Lage zu den Körperebenen nicht völlig klar ist.

2. Orientierung über die Lage der *außerhalb des Peritoneums* gelegenen Gebilde. — Zuerst wird der Levator ani nach unten geschlagen, wobei man sich klarmacht, welchen Organen er anliegt. Alle übrigen Gebilde werden von der lateralen Seite her vom Fettgewebe befreit, aber nicht vom Bauchfell abgelöst; zuerst der venöse Plexus, dann A. und V. ovarica (W.), Lig. vesico-umbilicale later. mit A. vesic. sup., Ureter, Ductus deferens (M.), Lig. uteri rotundum (W.), Arteria vesicalis inf., A. deferentialis (M.), A. uterina (W.), A. haemorrhoidalis sup. und media. — Bei dieser und der folgenden Präparation kann man das Peritoneum durch ein in die Beckenhöhle eingedrücktes Tuch spannen oder es durch den Konpräparanten halten lassen. Es ist strengstens daran festzuhalten, daß das Bauchfell nicht verletzt und daß nur auf der freiliegenden Seite präpariert werde.

3. *Weitere Präparation* auf der freiliegenden Seite. — Es werden jetzt die dieser Seite zugewendeten Abschnitte der Organe gesäubert, bei beiden Geschlechtern Rectum und Blase, beim Manne Prostata, Samenblase, Ampulle des Ductus deferens, beim Weibe Vagina, aber immer noch ohne Verletzung des Bauchfells. Dabei wird zwischen die Organe eingedrungen, aber

nur bis zur Medianebene. Man gibt sich Rechenschaft über die an die Organe angrenzenden Bindegewebsräume (Paracystium, Paracolpium, Parametrium, Paraproctium) und von den Septa zwischen den Organen, ihrer Dicke und Konsistenz.

Bemerkungen zur ersten Abgabe. — Die *Analöffnung* ist nach hinten und unten gewendet. — Der *Introitus vaginae* ist nach vorn und unten gewendet. — *Douglasscher Raum* ist der unterhalb der Plicae rectouterinae gelegene Abschnitt der Excavatio rectouterina. — Das Ovarium liegt in der *Fossa ovarica* an der seitlichen Beckenwand; die Fossa ovarica ist begrenzt hinten durch den Ureter, vorn durch den Ansatz des Ligamentum latum, oben vorn durch den Nervus obturat. — Das „*Rectum*" trägt seinen Namen sehr mit Unrecht, es ist sowohl in seitlicher wie in sagittaler Richtung stark gebogen. Die Teile des Rectum sind Pars pelvina und Pars perinealis; sie bilden miteinander einen rechten Winkel, indem die Pars pelvina vor- und abwärts, die Pars perinealis rück- und abwärts gerichtet ist. „*Ampulle*" ist nur ein Funktionszustand, kein Dauerzustand eines Rektumabschnittes; man findet diese angebliche Ampulle in vielen Fällen, und zwar gerade bei jugendlichen, kräftigen Körpern leer und ebenso dünn wie das übrige Rectum — Die *Blase* wird bei der Leiche zuweilen stärker gefüllt, meist aber sehr wenig gefüllt oder fast leer angetroffen, die leere Blase entweder stark zusammengezogen, kugelig („systolische Blase") oder erschlafft („diastolische Blase"). In letzterem Falle ist sie schüsselförmig, indem die obere Wand (gewöhnlich als „hintere" bezeichnet), in die Konkavität der unteren eingedrückt ist. — Die Pars prostatica der *Urethra* steht senkrecht. — Der *Ductus deferens* hat dort, wo er auf den Scheitel der Samenblase trifft, einen rechtwinkligen Knick. — Die *Samenblasen* liegen schief, mit ihren blinden Enden seit-, rück- und aufwärts gewendet. — Die *Vagina* ist in sagittaler Richtung eng, sie erweitert sich in seitlicher Richtung oberhalb der unteren Öffnung. — Der venöse *Beckenplexus* ist kein indifferenter Plexus, sondern 1. tritt in demselben doch die Hauptrichtung von oben hinten nach unten vorn deutlich hervor und 2. ist das Lumen der Gefäße vorn unten eng und erweitert sich nach hinten oben.

2. Abgabe: Levator ani.

Die Beckenorgane werden jetzt im Zusammenhange herausgenommen und für die nachfolgende Präparation aufbewahrt, dabei aber der Levator ani der gegenüberliegenden Seite durchschnitten, und zwar diesmal möglichst *dicht an den Eingeweiden*, damit er möglichst vollständig an der Beckenwand stehen bleibe.

Präparation. — Man entfernt zuerst das Bauchfell, dann die Fascia levatoris interna, wobei jedoch der Arcus tendineus, welcher in diese Fascie eingewebt ist, stehen bleiben muß. Jetzt betrachtet man noch den Levator ani von unten und seine Beziehung zur Fossa ischiorectalis. Man sieht dann, daß letztere weder vorn noch oben bis an den Ursprung des Levator reicht, daß also sowohl vorn wie oben der Levator eine Strecke weit dem Obturator internus unmittelbar anliegt, nur durch spärliches, zartes Bindegewebe von ihm getrennt. — Bei der Untersuchung des Levator ist es auch wieder dringend nötig, das Bein senkrecht aufzustellen, sonst ist es ganz unmöglich, zu einer klaren Vorstellung über die Beziehung desselben zu den Körperebenen zu gelangen. Bei der senkrechten Aufstellung sieht man, daß er einen oberen und einen unteren Rand hat, und daß beide Ränder annähernd parallel sind. — Auch der Musculus coccygeus und der Musculus sacrococcygeus anterior werden präpariert.

Bemerkungen. — Der Ursprung des *Levator* wird begrenzt durch eine S-förmig gebogene Linie. Diese beginnt am unteren Ende der Rückseite des Körpers des Schambeins seitlich von der Symphyse — dies ist die einzige Stelle, wo der Muskel am Knochen entspringt —, verläuft dann im Bogen entsprechend dem vorderen, dann dem oberen, dann dem hinteren Rande des Foramen obturatum und zuletzt am Arcus tendineus bis gegen die Spina ischii. Dabei entspringt der Muskel vorn an der Fascie des Obturator internus und hinten am Arcus tendineus, womit er aber im Grunde genommen auch hier an der Fascia obturatoria entspringt. — Der Arcus tendineus oder wie er vollständig heißt „*Arcus tendineus fasciae pelvis*" ist ein verstärkter sehniger Streifen innerhalb der inneren Fascie des Levator ani. Ein „Arcus" ist er nicht im Sinne einer Biegung in der Fläche der Fascie, sondern nur im Sinne einer seitlichen Biegung. In seiner vorderen Hälfte ist er von dem Muskel unabhängig, da hier die Fascie der inneren Fläche des Muskels aufliegt, in seiner hinteren Hälfte aber dient er dem Muskel zum Ursprung. Hinten befestigt er sich nicht eigentlich an der Spina, sondern strahlt in die Fascie aus. — Der *Coccygeus* entspringt nicht nur an der Spina ischii, sondern auch oberhalb derselben eine Strecke weit am Rande der Incisura ischiadica major; dadurch wird das Foramen ischiad. majus auf der Innenseite des Beckens von unten her eingeengt.

Beckenorgane für sich.

A. Männliche Beckenorgane. (Eine Abgabe.)

1. *Rectum.* — Am Rectum wird die Längsmuskulatur ringsherum präpariert mit Erhaltung der A. haemorrhoidalis superior, das Rectum abgelöst, durch Längsschnitt eröffnet, ausgespült und ausgebreitet.

2. *Harnblase, Prostata, Samenblasen, Samenleiter.* — Prostata, beide Samenleiter, beide Samenblasen werden fertig präpariert. Die Harnblase wird von einem Ureter aus aufgeblasen, ihre Muscularis wird präpariert (Vorsicht!). Dann wird die Blase und die mit ihr verbundene Pars prostatica urethrae an der Vorderwand aufgeschnitten, die Mündungen der Ductus deferentes werden mit Borsten sondiert, Colliculus semin. und Sinus prostaticus betrachtet.

3. *Scrotum, Hüllen des Hodens.* — Die Hüllen des Hodens

werden zuerst auf der einen, dann auf der anderen Seite, und zwar von vorn her, präpariert.

a) Die *Haut* wird gespalten von oben bis zum unteren Pole des Hodens mit großer Vorsicht, um die Tunica dartos nicht zu verletzen; sie wird von dieser abgelöst. Die Dartos reicht an der vorderen Seite bis zur Grenze des mittleren und oberen Drittels des Scrotum empor und läßt sich durch ihren blaßrötlichen Ton erkennen (s. bei Damm).

b) Spaltung der *Dartos*; Entfernung des Fettgewebes zwischen ihr und der Fascia cooperi. Dasselbe findet sich nur im oberen Abschnitt.

c) Einschieben einer Sonde unter die *Fascia cooperi* (womöglich Hohlsonde). Spaltung der Fascie mittels Schere bis zum unteren Pole des Hodens. Zurücklegen derselben. Dieselbe ist durch sehr zartes Bindegewebe mit dem Cremaster und unten mit der Tunica vagin. communis verbunden, läßt sich aber bis unten hin und ringsherum als ein besonderes Blatt zurückschlagen. Nach der Ablösung der Fascia cooperi werden Samenstrang und Hoden zusammen herausgenommen, um für sich weiter präpariert zu werden, das übrige Präparat währenddessen in einen feuchten Lappen geschlagen und weggelegt.

d) Genaue Betrachtung des *Cremaster* (s. Lehrbuch). Der Versuch, den Cremaster als besondere Schicht abzulösen, hätte keinen Sinn, da die Bündel desselben unten zu sehr auseinanderliegen und bei dem Versuch auseinanderfallen würden.

e) Einschnitt in die *Tunica vaginalis communis*. Einschieben einer Sonde (womöglich Hohlsonde) unter dieselbe. Aufschneiden der Tunica vaginalis communis mitsamt dem Cremaster an der Vorderseite. Der Inhalt des Samenstranges bleibt einstweilen unpräpariert. In der Nähe des Hodens angelangt, sehe man sich vor, mit der Spaltung der Tunica vaginalis communis nicht die propria zu verletzen, welche außerordentlich dünn ist. Von hier an kann die Sonde nicht mehr unter der Tunica vaginalis communis weiter geschoben werden, sondern letztere muß mit der allergrößten Vorsicht mit kleinen Messerschnittchen durchtrennt werden. Es gelingt aber doch mit Hilfe eines scharfen Messers und mit großer Geduld, sie bis an den unteren Pol des Hodens abzulösen; unten geht das sogar leichter, streckenweise durch Abziehen ohne Schneiden, weil sich hier in dickerer Lage wie weiter oben eine rötliche Schicht zwischen beiden Tunicae ausgebildet zeigt, der aus glatten Muskelfasern bestehende sogenannte „Cremaster internus" (Henle).

f) Der sogenannte „*Cremaster internus*" (schlechte Bezeichnung!) wird als besondere Schicht von der Tunica vaginalis propria abgehoben. Das geht, wenn das Präparat nicht zu trocken geworden ist, stellenweise sehr gut, an anderen Stellen läßt es sich aber nicht ohne Verletzung der Tunica vaginalis propria ausführen, weswegen man an solchen Stellen besser Teile des „Cremaster" stehen läßt. Die Tunica vaginalis propria ohne den „Crem. int." ist überaus zart und ihre Präparation verlangt äußerste Sorgfalt. Achte dabei auf die Bündelrichtung innerhalb des „Crem.", welche allerdings sicher nur mit Hilfe des Mikroskopes festgestellt werden kann, sich aber doch streckenweise auch mit der Lupe gut erkennen läßt (s. bei Bemerkungen).

g) Eröffnung der *Tunica vaginalis propria* durch einen Längsschnitt mit der Schere vom oberen bis zum unteren Ende und hinzugefügten Querschnitt in halber Höhe. Orientierung über den Inhalt des Scheidenraumes: laterale und mediale Fläche, vordere und hintere Kante, oberes und unteres Ende des Hodens, Caput, Cauda, Sinus epididymidis, Appendices testis und epididymidis. Beachte, daß das obere Ende des Raumes zugespitzt ist!

4. *Samenstrang*, *Nebenhoden* und *Hoden*.

a) Präparation des *Inhaltes des Samenstranges* bis an den Nebenhoden und Hoden heran. — Zuerst A. spermat. int. und Plexus venosus, dann Ductus deferens und A. deferentialis; die A. spermat. ext. wird nur beachtet, falls sie injiziert ist. Man sucht am oberen Ende des Samenstranges die A. spermat. int. und die V. bzw. Venen auf und verfolgt sie nach unten, indem man die schmalen Fettstreifen, die in die Maschen des Plexus eingelagert sind, entfernt. Die Arterie darf nicht zuerst präpariert werden, weil sonst der Plexus zerschnitten wird. Die Darstellung des letzteren ist mühsam und sehr zeitraubend und erfordert, wenn sie genau durchgeführt werden soll, eine mehrstündige Arbeit. Ist man mit der Präparation des Plexus bis etwa 1 cm oberhalb des Kopfes des Nebenhodens gekommen, so bemerkt man im Fettgewebe einen oder mehrere gelblichrötliche höckerige Körper, die *Paradidymis*. Der Plexus zerfällt in einen vorderen Abschnitt, welcher die A. sperm. int. umgibt, und einen hinteren Abschnitt, welcher in der Nähe des Ductus deferens gelegen ist. Die A. deferent. liegt dicht am Ductus deferens und muß bis an dessen unteres Ende verfolgt werden, wo sie mit einem Epididymis-Zweige der A. sperm. int. weit anastomosiert. Bei der Präparation des Plexus ist die Hilfe eines Konpräparanten, der in geeigneter Weise hält, unbedingt erforderlich, falls man sich nicht durch Stecknadeln helfen will. Auch feine Nerven kommen bei dieser Präparation zu Gesicht.

b) *Ductus deferens* und *Epididymis.* — Man sucht den Ductus deferens, den man als harten runden Strang schon durch das Gefühl leicht erkennt, am oberen Ende des Samenstranges auf, macht mit scharfem Messer einen Querschnitt durch denselben und betrachtet das enge Lumen und die Wandschichten. Dann präpariert man ihn sauber bis an sein unteres Ende und unmittelbar daran anschließend die Epididymis, wobei man auch auf Vasa aberrantia achtet. Es ist nicht nötig, die fünf bis sechs Meter des Nebenhodenganges ganz zu strecken. Doch sollen alle Lobi epidid. bzw. Ductuli efferentes isoliert und gezählt werden. Neben dem Ductus def. ist die A. deferentialis zu beachten.

c) Das *Innere des Hodens.* — An dem einen Hoden wird ein Längsschnitt, an dem anderen ein Querschnitt gemacht. Man betrachtet die Dicke der Albuginea und legt dann den durchschnittenen Hoden in eine Schale (Teller) mit Wasser. Dann geht man daran, die Kanälchen herauszuziehen, wozu man sich der Pinzette oder, wenn man es feiner machen will, einer an der Spitze umgebogenen Nadel bedient. Man räumt besser erst eine Portion der Kanälchen ab und sieht dann die Anordnung der übrigen besser: die geringe Dicke der einzelnen Kanälchen, ihren gewundenen Verlauf und die Anordnung in Läppchen; auch treten dann die Septula deutlicher hervor.

d) *Septum scroti.* — Hat man auf beiden Seiten Samenstrang und Hoden entfernt, so macht sich das Septum scroti bemerkbar, an dem jedoch nichts zu präparieren ist.

5. *Penis.*

a) *Äußere Orientierung*; lies im Lehrbuch nach! Aufsuchen der früher präparierten Gebilde: Bulbus urethrae, Glandulae bulbo-urethrales, A. profunda und dors. p., Nerven, Durchschnitt durch die Corpora cavernosa, M. bulbocavern.; verfolge die Sehne des letzteren auf das Corpus cavern. penis!

b) Durchschneidung der *Haut* in der dorsalen Mittellinie, wobei man sich von der geringen Dicke derselben überzeugt. Das *Fettgewebe* unter derselben reicht nur bis zur Curvat. subpubica. Aufsuchen der *oberflächlichen Vene* (die oberflächlichen Nerven werden nicht berücksichtigt). Präparation der *Fascie.*

c) Durchschneidung der Fascie; Aufsuchen der *A. dors.*, der *Nerven* und der *tiefen V. dors.* Man verfolgt die tiefen Nerven, die Arterie und die Vene bis an die Glans heran.

d) Trennung der *Harnröhre* von den Corpora cavern. p. — Man befreit zu diesem Zweck die Corpora cavern. von der Lage festen Bindegewebes, welche ihnen hart aufliegt, welche aber einerseits nicht Fascia penis, andererseits noch nicht Albuginea ist und die tiefen Gefäße und Nerven enthält, und damit im Zusammenhange trennt man die Harnröhre, an welcher die *Glans* sitzen bleibt, von den Corpora cavern. ab, welche sich mit einer vorderen Spitze tief in die Glans einbohren.

e) Man durchschneidet die Harnröhre quer und betrachtet auf dem Schnitt ihre Albuginea, ihr Corpus cavern. und ihre Schleimhaut. Dann eröffnet man die Harnröhre im ganzen Verlauf durch einen Längsschnitt an der unteren Wand und betrachtet im Inneren die Längsfalten der Schleimhaut, die Morgagnischen Krypten und die Fossa navicul. mit der Guérinschen Falte. Darauf Querschnitt durch die Eichel, auf welchem die starkwandigen Gefäße auffallen.

f) Querschnitt durch die *Corpora cavern. penis* an mehreren Stellen und ein oder zwei Längsschnitte, bei denen man sich bemüht, die Medianebene einzuhalten, um ein gutes Bild des Septum zu bekommen. Das letztere glückt allerdings in der Regel nicht, weil das Septum infolge der hängenden Lage des Organs verbogen ist. Auf dem Querschnitt betrachtet man die Albuginea, das Septum und das kavernöse Gewebe und sucht in letzterem die Arteria profunda auf.

Bemerkungen. — Einige Bündel des *Cremaster* entspringen auch in dem Bindegewebe in der Gegend des Tuberculum pubicum, bedeckt durch den Samenstrang. — Die *Fascia cooperi* geht nicht in eine Fascie der Bauchwand über, sondern heftet sich am Rande der äußeren Öffnung des Leistenkanales an die Aponeurose des Obliquus externus an. — Der *sogenannte „Cremaster internus“* (eine schlechte und irreführende Bezeichnung!) ist eine kontinuierliche Formation glatter Muskelelemente, welche zwischen Tunica vaginalis communis und propria, am stärksten entsprechend der unteren Hälfte des Hodens, ausgebreitet ist. Unten hat sie ringförmige (horizontale) Anordnung der Bündel. In der oberen Hälfte der Tunica vaginalis propria wird sie dünner und hört dann am Samenstrange auf. Beim Präparieren, d. h. bei der Trennung von Tunica vaginalis communis und propria, bleibt der „Cremaster int.“ zum Teil an der T. v. comm., z. T. an der propria. — *Appendix testis* und *App. epidid.* sind nicht immer vorhanden. — Das *Fettgewebe* im Inneren der Tun. vag. comm. ist dichter als das zwischen Fascia cooperi und Tun. vag. comm. — Die *A. spermat. ext.* anastomosiert am Nebenhoden sowohl mit der A. sperm. int. wie mit der A. deferentialis. — Die *A. sperm. int.* ist dermaßen von dem Plexus umgeben, daß es nicht möglich ist, sie ohne Verletzung des letzteren zu isolieren.— Der *Ductus defer.* liegt im Samenstrange hinten; er fühlt sich hart an, wie ein Draht, woraus man schon auf das enge Lumen schließen kann. Auf dem Durchschnitt des D. def. bemerkt man, falls derselbe nicht zu trocken geworden ist, vier Schichten: eine innere helle, eine zweite dunkle, eine dritte wieder helle und eine vierte wieder dunkle. Die innere helle entspricht der Schleimhaut, die äußere helle der Ringmuskelschicht, die beiden dunklen den beidenLängsmuskelschichten. Die Verschiedenheit von hell und dunkel bei den Muskelschichten rührt von der verschiedenen Stellung der Muskelfasern zum auffallenden Lichte her. — Die *tiefe Vena dorsalis* ist dickerwandig wie die oberflächliche. — Der *N. dorsalis* liegt nur ganz hinten seitlich von der A. dors.; dann teilt er sich in zahlreiche Zweige, von denen eine Anzahl oberflächlich wird, aber auch eine große Zahl unter der Fascie dem Corpus cavernosum aufgelagert bleibt. Von diesen tritt eine Anzahl auf die mediale Seite der Arterie, so daß man sich bei der Präparation der letzteren vorsehen muß, die Nerven nicht zu verletzen.

Abzugeben: 1. Rectum; 2. Harnblase, Prostata, Samenblasen, Ductus deferentes in einem Stück; 3. Scrotum; 4. der eine Hoden in Verbindung mit den Gebilden des Samenstranges und anhängender aber aufgeschnittener Tunica vaginalis propria; 5. der andere Hoden aufgeschnitten, in Wasser zur Vorweisung der Kanälchen; 6. Harnröhre mit Eichel; 7. Corpora cavern. penis.

B. Weibliche Beckenorgane. (Eine Abgabe.)

1. *Orientierung ohne Präparation.*

a) Orientierung über die äußeren Genitalien. Darauf Einführung eines Katheters in die Urethra. Einführung eines Zeigefingers in die Vagina, wobei die volare Fläche des Fingers nach vorn (gegen die vordere Wand der Vagina) gewendet ist. Tasten des äußeren Muttermundes. Sondierung der Ductus paraurethrales.

b) Innere Teile. Beziehungen des Bauchfelles zu den Genitalien: Excavatio vesico-uterina, Excavatio recto-uterina, Plicae recto-uterinae, Lig. uteri-rotund., Tuba, Fimbria ovarica, Hydatiden, Lig. vesico-umbilicale lat., Ureter, Levator ani. Einführung einer sehr feinen Sonde in das Ostium abdominale tubae. Epoophoron, Paroophoron.

2. *Präparation ohne Verletzung des Bauchfells.* — Levator ani, Sphincter ani ext., Bulbocavernosus, Ischiocavernosus und Corpus cavernosum clitoridis. Lig. vesico-umbilicale laterale wird präpariert, aber mit dem Bauchfell in Verbindung gelassen. Lig. teres uteri gesäubert, in Verbindung mit dem Bauchfell gelassen. Bartholinische Drüse gesucht unter Wegnahme des hinteren Abschnittes des M. bulbocav. Säuberung der vorderen Wand der Blase, soweit diese nicht mit Bauchfell überzogen ist. Verfolgung des Ureters bis an die Blasenmuskulatur (Vorsicht, daß man nicht in die Blase hineinpräpariere!). A. uterina bis an den Uterus heran und an der Seitenwand des Uterus ohne Verletzung des vorderen und hinteren Bauchfellüberzuges.

3. *Präparation der Organe mit Entfernung des Bauchfelles.*

a) *Rectum.* Säuberung der Längsmuskulatur bis an den M. sphinct. ani ext. heran. Trennung d. Rectum von der Vagina. Eröffnung des Rectum durch Längsschnitt. Säuberung desselben. Columnae, Sinus rectales. Das Rectum wird ausgebreitet, auf die Schleimhautseite gelegt, die Längsmuskulatur auf einem Stücke desselben abpräpariert, so daß man die Ringmuskulatur mit dem M. sphincter internus sieht.

b) *Blase und Harnwege.* — Von einem Ureter aus wird die Harnblase aufgeblasen, ihre Muskulatur sauber präpariert. Dabei muß durch ein übergelegtes feuchtes Tuch die Harnblase gegen Vertrocknung geschützt und die Präparation in einem Zuge ausgeführt werden, damit die Harnblase nicht trocknen kann. Die Harnröhre wird von der Vagina abpräpariert und bleibt nur an ihrem unteren Ende mit den Geschlechtsteilen in Verbindung. Die Vorderwand der Blase wird aufgeschnitten, das Trigonum vesicae aufgesucht, die Ureterenöffnung betrachtet und Sonden von d. Blase aus in die Ureteren eingeführt. — In Ausnahmefällen, wenn die Muskulatur an der aufgepusteten, unaufgeschnittenen Blase besonders deutlich hervortritt, darf die Blase getrocknet werden, wodurch die Muskelzüge noch deutlicher werden. Zu diesem Zweck wird die Harnröhre dicht über ihrer unteren Öffnung abgeschnitten, abgebunden, die Blase noch einmal von einem der Ureteren aus aufgeblasen und an einem Orte aufgehängt, der für schnelles Trocknen geeignet ist (im Winter in der Nähe der Heizung, im Sommer an einem offenen Fenster).

3. *Vagina und Uterus.* — Die Vagina wird von außen her sauber präpariert, das Peritoneum an der vorderen Fläche des Uterus an der Grenze des lockeren und festen Anhaftens abgeschnitten und dadurch die Grenze des Parametrium bestimmt, die Vagina an der Seite (rechts oder links) mit der Schere aufgeschnitten, der vordere Ansatz derselben am Uterus abgeschnitten, die Breite des äußeren Muttermundes gemessen und dieser abgezeichnet; darauf eine Sonde in den Cervixteil des Uterus eingeführt und die vordere Wand des letzteren durchschnitten, dann weiter der Uteruskörper sondiert, wobei man nach oben und seitwärts gegen die Tubenöffnungen hintastet. Darauf wird die vordere Wand durch zwei Schnitte, welche vom inneren Muttermunde zu den Orificia uterina tubarum gehen, durchschnitten und, falls die vordere Wand zu steif ist, um sich zurückschlagen zu lassen, ein die Tubenöffnungen ver-

bindender Schnitt hinzugefügt, so daß die ganze vordere Wand herausgehoben wird. Die beschriebenen Schnitte durch den Uterus werden mit der Schere ausgeführt, doch kann es nötig werden, wenn die Wand zu steif ist, mit dem Messer nachzuhelfen. Sowohl die Scherenschnitte wie die Messerschnitte müssen mit großer Vorsicht angelegt werden und erst nachdem man sich vorher durch Sondierung von der Lage der Höhle überzeugt hat. Bei den Messerschnitten besteht die Gefahr, in die hintere Wand hineinzuschneiden, da die vordere und hintere Wand dicht aneinanderliegen; bei den Scherenschnitten die Gefahr, die Schleimhaut mit dem eingeführten Scherenblatt zu schrapen. — Betrachtung der vorderen und hinteren Columna rugarum in der Vagina, der Carina vaginae, Messung der Länge des Cervixkanales, der Höhle im Uteruskörper und des Abstandes der Tubenöffnungen; Zeichnung der Plicae palmatae.

4. *Tube und Ovarium.* Querschnitt durch Isthmus tubae und Ampulle. Betrachtung der Verschiedenheiten des Lumens, Einführung einer ganz feinen Sonde (Borste). An dem einen Ovarium Querschnitt, an dem anderen Längsschnitt; Aufsuchen der Follikel.

Bemerkungen zu weiblichen Genitalien. — An den weiblichen Genitalien finden sich viele individuelle Verschiedenheiten, welche durch Altersstufe, Erkrankungen und vorausgegangene funktionelle Zustände bedingt sind. Die Innenwand der Vagina ist zuweilen vollkommen glatt, ganz ohne Rugae. Der Uterus ist bald weicher, bald härter, bald größer, bald kleiner. Die Ovarien sind bald glatter, bald mehr runzelig oder gekerbt, bald größer, bald kleiner.

C. Bein (6 Abgaben).

1. Abgabe: Becken.

1. *Großes Becken.* — N. genitofemor. mit lumboinguin. und spermat. ext., cutan. fem. later., V. und A. epigastr. inf., Ram. pubicus derselben, V. und A. circumfl. ilei, A. ileolumb.; lumbale Lymphknoten, V. und A. iliaca ext., Ansätze des Obliq. abdom. ext., int., Transv. abd., Quadr. lumbr., Psoas, Iliacus; N. femoralis.

2. *Kleines Becken.* — Im Sakralkanal werden die einzelnen Nervenwurzeln isoliert, zu den Foram. sacralia verfolgt und 15 mm von diesen entfernt durchschnitten. — Grenzstrang des Sympathicus, M. levator ani, coccygeus, V. hypog., A. hypog., Äste derselben, A. sacralis media. Nerven des Plexus sacr. bis in die For. sacr. ant. hinein.

Bemerkungen zur ersten Abgabe. — Der Ursprung des *Levator ani* wird durch eine gebogene Linie bezeichnet, welche am Körper des Schambeins seitlich vom unteren Ende der Symphyse beginnt, am vorderen Rande des For. obtur. aufsteigt, dann am oberen Rande dieses Loches verläuft, dann am hinteren Rande desselben wieder absteigt, endlich in horizontaler Richtung zur Spina ischii geht. In dem letzten Stück entspringt der Muskel am Arcus tendineus, im übrigen an der Fascia obturatoria. — Der *Arcus tendineus* ist ein fibröser Streifen, welcher in seiner hinteren Hälfte zum Ursprunge des Lev. ani dient, in seiner vorderen Hälfte der inneren Fascie des Levator eingewebt ist, also medial von diesem Muskel liegt. Ein „Arcus" ist er nur insofern, als er sich *nach der Seite* ausbiegt, während er *nicht nach oben oder nach unten* gebogen ist. — Die *A. obtur.* wird öfters aus der A. epigastr. abgegeben. — Die *A. sacr. later.* wird öfters durch mehrere kleine Arterien vertreten. — Die Gefäße liegen nach innen von den Nerven, die Venen nach innen von den Arterien; nur unten liegen die Nerven nach innen von den Gefäßen. — Im Plexus lumbalis sind Varianten sehr häufig.

2. Abgabe: Hautnerven der Gesäßgegend, Hautnerven und Hautvenen des Oberschenkels, Fovea ovalis.

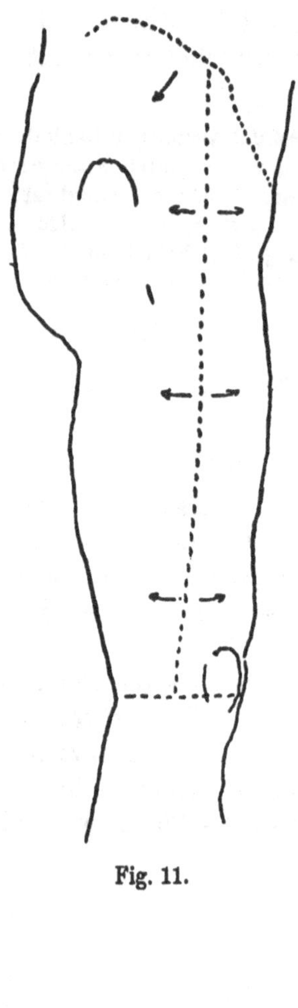

Fig. 11.

1. *Gesäßgegend.* — *Hautschnitt* vom Darmbeinkamm zwei Finger breit hinter der Spina ant. sup. beginnend, an der lateralen Seite abwärts bis zum unteren Ende des Ansatzes des Glut. max. — Präparation: Nn. cutanei clunium super., (post.), infer., Gesäßast des Ileohypogastr.

2. *Fovea ovalis.* — *Hautschnitt* von der Grenze des mittleren und medialen Drittels des Lig. inguin. 15 cm abwärts. — V. saphena, Fovea ovalis, N. lumboing. und Lymphknoten sind schon bei der ersten Bauchabgabe (s. Seite) präpariert worden.

3. *Oberschenkel.* — *Hautschnitte*: 1. ringförmiger Schnitt in halber Höhe der Patella; 2. an der lateralen Seite abwärts bis zum ersten Schnitt. Von Venen kommen in Betracht: Vena saphena und Nebenast derselben, von Nerven die der vorderen medialen Seite, Cutan. fem. ant. later., im unteren Drittel der vorderen medialen Seite der Hautast des Obtur. und im

unteren Viertel der Rückseite der Cutan. fem. post.

Bemerkungen zur zweiten Abgabe. — Die Präparation der Hautnerven am Oberschenkel ist mühsam und zeitraubend. Der Cutan. fem. lat. tritt eine Hand breit unterhalb der Spina ant. sup. durch die Fascie; der Cutan. fem. post. erst im unteren Viertel der Rückseite, vorher schickt er seine feinen Seitenzweige durch die Fascie hindurch.

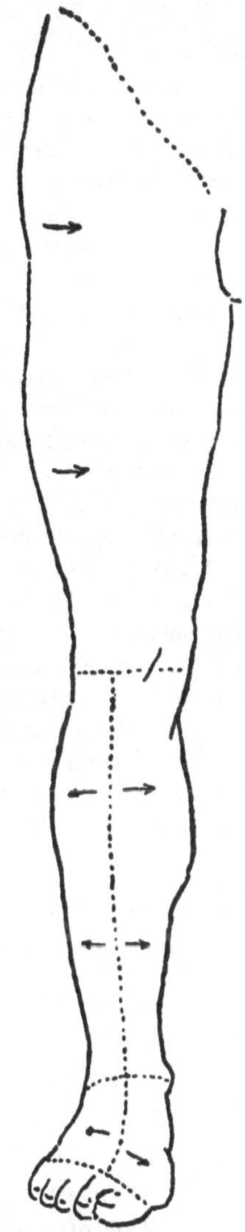
Fig. 12.

3. Abgabe: Gesäßgegend und Oberschenkel tief.

1. *Gesäßgegend.* — Die Fascia lata in der Gesäßgegend wird gesäubert, der M. glut. max. präpariert wie beim Muskelbein. (Vergiß nicht, die *untere laterale Ecke* des Muskels zu säubern!) — Der Glut. max. wird durchschnitten mittels eines Schnittes, der am oberen Rande des Muskels bogenförmig beginnt und dann in die Längsrichtung der Extremität einbiegt; der Schnitt soll nicht gegen das Tuber ischii gerichtet sein, sondern näher am Trochanter major verlaufen. Präpariere A., V., N. glut. sup., N. ischiad., cutan. fem. post., A., N., V. glut. inf., A., N. pudendus comm., M. glut. med., pirif., gemellus sup., inf., quadratus fem. — Durchschneidung des M. glut. med. Verfolgung der A. und des N. glut. sup., des Nerven bis zum Tensor fasciae latae.

2. *Oberschenkel.* — Der Tractus ileotib. wird begrenzt wie beim Muskelpräparat (s. dort) und abgehoben, bleibt aber stehen. Der Adductorenkanal bleibt geschlossen. Man beginne mit dem Trigonum scarpae, mit V. und A. femor., seitlich davon die Äste des N. fem., dann A. circumfl. fem. later. mit Ram. ascendens und descendens, A. circumfl. fem. medialis mit Ram. superf. und prof., N. obtur. mit Ram. ant. und post., A. obtur.; stets mit gleichzeitiger Säuberung der anliegenden Muskeln. — Dann N. saphenus und A. artic. genu suprema vom Verlassen des Adductorenkanales an nach unten; dann in der Kniekehle N. tib. und peron., V. popl., A. popl. mit den davon abgehenden Ästen. Man achte

auch auf Lymphknoten in der Fossa popl. und vergesse nicht die Aa. und Vv. perforantes.

Bemerkungen zur dritten Abgabe. — Der *N. gluteus sup.* liegt unterhalb der Arterie. — Der *N. cutan. fem post.* liegt in der Gesäßgegend medial vom Ischiadicus. — *Der Ischiadicus* tritt meist am unteren Rande des M. pirif. aus, zuweilen durch den Muskel, zuweilen halb durch, halb unterhalb. Er ist zuweilen schon von der Gesäßgegend an in den Tibialis und Peroneus geschieden. — Der *Adductorenkanal* wird begrenzt lateral vom Vastus med., hinten von dem vereinigten Ansatz des Adductor longus und magnus, vorn von einem sehnigen Blatt, welches vom Adductor longus und magnus zum Vastus med. hinüberzieht. Im Adductorenkanal liegen A. und V. fem., A. artic. genu suprema, N. saph., Nervenzweig zum Vastus med. Die V. fem. liegt im Kanal hinter der Arterie. Die A. artic. genu suprema verläßt den Adductorenkanal am unteren Ende der vorderen Wand, der N. saph. an derselben Stelle (Durchtritt des Nerven durch die Fascie s. bei Unterschenkel). — Die *Fossa popl.* ist eine viereckige Grube, welche durch eine horizontale, die beiden Seitenwinkel verbindende Linie in ein oberes größeres und unteres kleineres Dreieck geschieden wird. Sie wird begrenzt oben lateral durch den Biceps fem., oben medial durch den Semitend. und davor den Semimembr., unten durch die beiden Köpfe des Gastrocn. Sie enthält: A. und V. popl., A. art. genu sup. med., sup. lat., media, N. tib. und peron. Die beiden Aa. artic. genu inf. liegen nicht in der Fossa popl., sondern weiter unten, verdeckt durch die Gastrocnemiusköpfe. Die V. popl. liegt hinter der Arterie und weiter lateral; sie ist mit der Arterie fest verbunden. Der N. tib. zieht durch die Mitte der Grube vom oberen zum unteren Winkel, der N. peroneus liegt an der lateralen Wand.

4. Abgabe: Hautnerven und Hautvenen des Unterschenkels, Aponeur. plant., Hautnerven und Hautvenen des Fußrückens.

1. *Unterschenkel.* — *Hautschnitte* s. Fig. 12: 1. Querschnitt über die Fußbeuge von Malleolus zu Malleolus und fortgeführt bis zum Tuber calcanei; 2. Längsschnitt an der Vorderseite des Unterschenkels. Die Haut wird am Unterschenkel rings herum abgelöst, Nerven, Venen und Fascie präpariert.

2. *Aponeur. plant.* wie beim Muskelpräparat (s. dort).

3. *Dorsalseite des Fußes.* — *Hautschnitte* s. Fig. 12: 1. Querschnitt: unmittelbar hinter den Zehen; 2. Längsschnitt. Präparation der Venen und der Nerven auf der dorsalen Seite. Vergiß nicht, die Zweige des Peron. prof. zur ersten und zweiten Zehe!

Bemerkungen zur vierten Abgabe. — Die *V. saphena parva* liegt unterhalb der Kniekehle eine ganze Strecke weit innerhalb der Fascie. — Der *N. saph.* durchbohrt die Fascie unterhalb des Gänsefußes; er endigt am medialen Fußrande. — Am Fußrücken liegen die Venen oberflächlicher wie die Nerven. — In der Innervation der Zehen auf der dorsalen Seite kommen häufig Varianten vor; der Typus ist, daß die einander zugewandten

Seiten der großen und zweiten Zehe vom N. peron. prof., die der medialen Seite der großen Zehe vom N. cut. dorsi pedis med., die einander zugewendeten Seiten der zweiten bis fünften Zehe vom N. cut. dorsi pedis medius, die laterale Seite der kleinen Zehe vom N. cut. dorsi pedis later. versorgt werden. Der letztere ist die Fortsetzung des N. suralis; der N. suralis entsteht durch Vereinigung des N. commun. tib. und N. commun. peronei eine Hand breit oberhalb des Malleolus later.

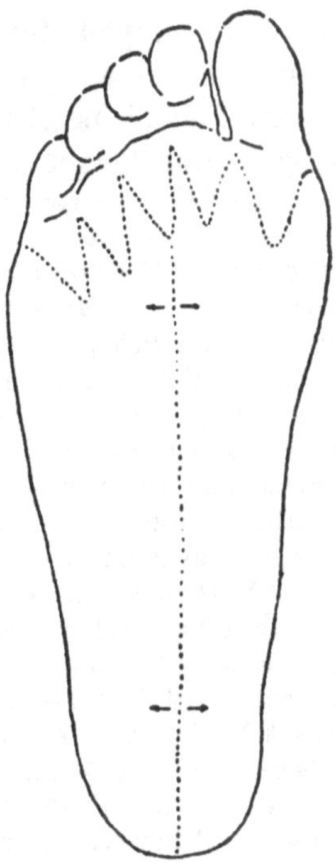

Fig. 13.

5. Abgabe: Unterschenkel und Fuß tief.

1. Das Lig. transversum und cruc. werden begrenzt wie bei der Muskelpräparation (s. dort). Die Fascie an der Vorderseite des Unterschenkels wird entfernt, A. und Vv. tibiales anter. und N. peron. prof. aufgesucht, die Muskeln der Vorderseite präpariert.

2. Die Fascie an der Rückseite wird entfernt bis an den Calcaneus heran, die Nerven und Gefäße der Wadenmuskeln und diese selbst präpariert.

3. Der mediale Kopf des Gastrocn. wird durchschnitten, die Präparation fortgesetzt. — Der Tibiaursprung des M. soleus wird durchschnitten wie beim Muskelpräparat (s. dort), A. tib. post., A. peron., zugehörige Venen, und zwar bis an das Lig. lacin. med. heran, tiefe Muskeln der Rückseite präpariert.

4. Auf der dorsalen Seite des Fußes wird die Fascie mit den Hautnerven und den Hautvenen entfernt, die Arterien und Venen, Sehnen, M. ext. dig. brevis, ext. hall. brevis, Mm. interossei präpariert.

5. Zwischen den Zipfeln der Aponeur. plant. werden die Nerven und Arterien zu den Zehen sowie die Lumbricalmuskeln aufgesucht und auf die Zehen verfolgt, die Sehnenscheiden an den Zehen präpariert. Dann wird zwischen Mittelballen und medialem Ballen sowie zwischen Mittelballen und lateralem Ballen eingegangen bis nach hinten an das Tuber calc., Aa., Vv., Nn. plant. med. und later. präpariert. Darauf die Aponeur. plant. an der Grenze des mittleren und vorderen Drittels der Fußlänge quer durchschnitten, das hintere Stück bis dahin zurückgelegt, wo es mit dem M. flexor brevis verwachsen ist, am vorderen Stück

die tiefen Zipfel gesäubert, die Präparation der Nerven und Gefäße fortgesetzt, M. flexor dig. br., Muskeln des Groß- und Kleinzehenballens, Quadr. plantae, Sehnen des M. flexor dig. longus und Flexor hall. longus präpariert.

Bemerkungen zur fünften Abgabe. — Bei der Durchschneidung des *Soleus* trifft man auf ein Sehnenblatt im Innern des Muskels. — Die A. peron. ist durch den M. flexor hall. longus bedeckt; ihr Ende tritt durch die Membr. interossea an die Vorderseite. — Die A. tib. ant. betritt den Fußrücken zwischen den Sehnen des Ext. dig. longus und Ext. hall. longus und nimmt dabei den Namen „*A. dors. pedis*“ an. Diese endigt am hinteren Ende des Spatium intermetatarseum I, indem sie sich teilt in die A. intermetat. dors. I und plant. prof. Die letztere tritt durch das Spatium intermetat. hindurch auf die plantare Seite und bildet mit der A. plant. lat. den Arcus plantaris. Die A. dors. pedis gibt während des Verlaufes auf dem Fußrücken mediale und laterale Zweige ab, von welchen die lateralen kräftiger sind. Unter diesen ist häufig eine vordere und eine hintere A. tarsea dors. lat. zu unterscheiden, welche sich oft, aber nicht immer zu einem Bogen („*A. arcuata*“) verbinden. — Der *N. peron.* teilt sich innerhalb des M. peron. longus unmittelbar unterhalb des Cap. fibulae. Der Peron. prof. durchbohrt diesen Muskel und den M. ext. dig. comm. longus und liegt dann an der lateralen Seite der A. tib. ant., mit ihr zwischen M. tib. ant. und M. ext. dig. comm. Er geht mit der Arterie über den Ursprung des Ext. hall. longus hinweg und kommt dadurch zu liegen zwischen Ext. hall. longus und Tib. ant. Am unteren Ende des Unterschenkels tritt er an die mediale Seite der Arterie und geht dabei vor dieser vorbei.

6. Abgabe (Schlußabgabe).

Die vordere Wand des Adductorenkanals wird gespalten, der Inhalt des Kanals isoliert. — Der M. pectineus wird durchschnitten, A. und Vv. circumfl. fem. med. in die Tiefe verfolgt; M. adductor brevis durchschnitten, die beiden Äste des N. obtur. auspräpariert. — Der M. flexor hall. longus wird der Länge nach aufgeschnitten, um die A. peron. zu verfolgen und die Durchtrittsstelle derselben durch die Membr. interossea aufzufinden. Das Lig. lacin. med. und der Ursprung des M. abductor hall. werden in Richtung der A. tib. post. durchschnitten, um die Teilung dieser Arterie, der zugehörigen Venen und des N. tib. festzustellen. Weiter werden am Fuß durchschnitten: M. flexor dig. brevis, Sehnen des M. flexor dig. longus, des M. flexor hall. longus, querer Kopf des Adductor hall., schiefer Kopf des gleichen. Präpariert werden die Muskeln des Kleinzehenballens, Mm. interossei und die Durchtrittsstelle der A. plant. prof.

Bemerkungen zur sechsten Abgabe. — Die Teilungsstelle der *A. tib. post.* liegt auf der Mitte einer Linie, die das Tuber calc. mit der Spitze des Mall. med. verbindet. Die Teilungsstelle des *N. tibialis* liegt höher als die der Arterie.

FSC
www.fsc.org
MIX
Papier | Fördert gute Waldnutzung
FSC® C083411

Zeitfracht Medien GmbH
Ferdinand-Jühlke-Straße 7
99095 Erfurt, Deutschland
produktsicherheit@kolibri360.de